JN033623

Gakken

第2回

公認心理師試験　問題解説

監修

福島　哲夫　大妻女子大学人間関係学部人間関係学科社会・臨床心理学専攻 教授

著者（五十音順）

五十嵐友里　東京家政大学人文学部心理カウンセリング学科 講師

井出　米　成城カウンセリングオフィス

植田　健太　koCoro健康経営株式会社 代表取締役
Office CPSR臨床心理士・社会保険労務士事務所 代表

黄田　常嘉　順天堂大学医学部精神医学教室 准教授

岡田　岳　マロニエ医療福祉専門学校 学科長補佐

齋藤　清二　立命館大学総合心理学部 教授

佐々木將人　アウルカウンセリングルーム／株式会社EP綜合

佐藤　健二　徳島大学大学院社会産業理工学研究部 教授

嶋田　洋徳　早稲田大学人間科学学術院 教授

杉山　崇　神奈川大学人間科学部人間科学科 教授

関根　光絵　成城カウンセリングオフィス

永作　稔　十文字学園女子大学人間生活学部人間発達心理学科 准教授

鍋谷　聡子　大妻多摩中学高等学校

根岸　志奈　成城カウンセリングオフィス

福島　哲夫　前掲

福田恵里香　成城カウンセリングオフィス

古田　雅明　大妻女子大学人間関係学部人間関係学科社会・臨床心理学専攻 教授

本田　周二　大妻女子大学人間関係学部人間関係学科社会・臨床心理学専攻 准教授

前田　恵里　東京慈恵会医科大学附属第三病院小児科

三浦　佳代　埼玉医科大学保健医療学部理学療法学科 助教

武藤　崇　同志社大学心理学部 教授

村尾　泰弘　立正大学社会福祉学部子ども教育福祉学科 教授

元永　拓郎　帝京大学大学院文学研究科臨床心理学専攻 教授

森山　俊男　栃木県医師会塩原温泉病院 院長

山田　一夫　筑波大学人間系　教授

山蔦　圭輔　大妻女子大学人間関係学部人間関係学科社会・臨床心理学専攻 准教授

山本　映絵　国立成育医療研究センター／成城カウンセリングオフィス

山本　賢司　東海大学医学部専門診療学系精神科学 教授

山本　哲也　徳島大学大学院社会産業理工学研究部 准教授

遊佐ちひろ　成城カウンセリングオフィス

吉川　麻里　成城カウンセリングオフィス

はじめに

「シグナル」と「保険」としての国家資格から
本物の専門家に

　本書の第1巻（1st）は、2019年の春に第1回公認心理師試験問題に関する内容を細かく解説するものとして出版されました。おかげをもちまして、類書の中では最も多くの支持を得て、「読んでいて面白い」「読んでいると先輩心理師のカッコイイ姿が目にうかぶ」「資格を取った後も役に立ちそう」という評判をいただきました。

　今回の第2回公認心理師試験問題解説も、執筆陣を第一線の現場や研究に直接携わっている専門家に限定しました。このことによって、引き続き、事例問題には「臨床上のポイント」を、不適切問題と思われるものにははっきりとその旨を記し、その根拠を客観的に述べることが可能となっています。監修者である福島自身も、数多くの項目を直接執筆し、かつ全項目の解説を丁寧に監修いたしました。

　今後この公認心理師国家試験は，少なくとも経過措置の5年間が終わるまでは、試験問題がますます難しくなっていって、合格率も下がっていくことが予想されます。

　そもそも「人の心を支える」「心の傷を癒す」「人格の成長や変容を手助けする」という公認心理師本来の業務の質は、試験に受かることをもって「保証された」というものでは全くありません。資格はあくまでも「入り口」でしかありません。それはユーザーに対する「この資格を持っている人は最低限の知識と技術・態度を身に付けている」というシグナルでしかありませんし、自他に対する「あれだけの勉強とトレーニングを経て来ているんだから」という保険でしかありません。このシグナルと保険としての資格を超えて、「本当にユーザーのお役に立てる実力のある専門家」となることが必須です。そのためには一夜漬け的な勉強ではなく、ぜひとも生涯にわたる学びのスタートや自己研鑽の一環として「身になる勉強」をして下さい。

　最後になりましたが、本書の企画・編集作業に尽力いただきました学研メディカル秀潤社の黒田周作氏と瀬崎志歩子氏、合田敬子氏に重ねて感謝いたします。

2020年早春　　福島哲夫

ご案内
　本書では, 引用・参考文献として「公認心理師必携テキスト」（福島哲夫編集責任, 学研メディカル秀潤社, 2018年発刊）の記載がみられますが, 品薄の状況となっております.
　「公認心理師必携テキスト 改訂第2版」が2020年4月頃発売の予定となっております. 該当項目・用語等あわせてご参照していただければ幸いです.

目 次

編集担当：瀬崎志歩子、合田敬子、黒田周作
表紙・本文デザイン：野村里香
本文DTP：学研メディカル秀潤社制作室
本文イラスト：日本グラフィックス

第2回 公認心理師試験 合格者の内訳

(令和元年8月4日実施分)

合格者の内訳

(1)性別

性別	人数（人）	割合（%）
男	2,207	28.1
女	5,657	71.9
計	7,864	100.0

(2)年齢別

年齢区分	人数（人）	割合（%）
〜30	1,513	19.2
31〜40	2,270	28.9
41〜50	2,078	26.4
51〜60	1,455	18.5
61〜	548	7.0
計	7,864	100.0

(3)受験区分別

受験区分	人数（人）	割合（%）	合格率（%）	参考
A				（法第7条第1号）大学及び大学院で、施行規則第1条及び第2条で定める科目を修めて卒業及び修了
B				（法第7条第2号）大学で、施行規則第1条で定める科目を修めて卒業、かつ、施行規則第5条で定める施設で2年以上実務を経験
C	4	0.1	66.7	（法第7条第3号）文部科学大臣及び厚生労働大臣が区分A及びBに掲げる者と同等以上の知識及び技能を有すると認定
D1	1,879	23.9	53.6	（法附則第2条第1項第1号）平成29年9月15日より前に、大学院で施行規則附則第2条で定める科目（科目の読替えあり）を修めて修了
D2	1,253	15.9	58.8	（法附則第2条第1項第2号）平成29年9月15日より前に大学院に入学し、同日以後に施行規則附則第2条で定める科目（科目の読替えあり）を修めて大学院を修了
E				（法附則第2条第1項第3号）平成29年9月15日より前に大学に入学し、施行規則附則第3条で定める科目（科目の読替えあり）を修めて卒業（又は履修中）し、平成29年9月15日以後に大学院で施行規則附則第2条で定める科目（科目の読替え対象外）を修めて修了
F				（法附則第2条第1項第4号）平成29年9月15日より前に大学に入学し、施行規則附則第3条で定める科目（科目の読替えあり）を修めて卒業（又は履修中）し、かつ、施行規則第5条で定める施設で2年以上実務を経験
G	4,728	60.1	41.8	（法附則第2条第2項）平成29年9月15日に、法第2条第1号から第3号までに掲げる行為を業として行い（又は業務を休止・廃止してから5年以内）、①文部科学大臣及び厚生労働大臣指定の現任者講習会を修了し、かつ、②施行規則附則第6条で定める施設で5年以上実務を経験
計	7,864	100.0	46.4	

(4)都道府県別

都道府県	人数（人）	都道府県	人数（人）	都道府県	人数（人）	都道府県	人数（人）	都道府県	人数（人）
北海道	354	埼玉県	454	岐阜県	97	鳥取県	31	佐賀県	55
青森県	41	千葉県	347	静岡県	184	島根県	48	長崎県	62
岩手県	49	東京都	1,426	愛知県	417	岡山県	106	熊本県	62
宮城県	132	神奈川県	589	三重県	89	広島県	181	大分県	54
秋田県	20	新潟県	75	滋賀県	99	山口県	76	宮崎県	37
山形県	35	富山県	48	京都府	281	徳島県	50	鹿児島県	71
福島県	63	石川県	62	大阪府	595	香川県	58	沖縄県	65
茨城県	136	福井県	49	兵庫県	394	愛媛県	72	外国	5
栃木県	101	山梨県	29	奈良県	120	高知県	42		
群馬県	95	長野県	86	和歌山県	53	福岡県	269	計	7,864

（注）合格者の受験時の住所による。
出典 © 一般財団法人日本心理研修センター

第2回 公認心理師試験の概要と傾向

　2019年の第2回公認心理師試験の受験者は16,948人で、そのうち合格者は7,864人、合格率は46.4％でした。これは、2018年の第1回公認心理師試験（北海道追加試験を含む）の受験者36,103人、合格者28,574人、合格率79.1％と比較すると、格段に難しくなったといえます。当初の「正答率60％程度を合格とする」という方針は変わっていません。また、今回は臨床心理士の人たちの受験数が少なかったと考えられ、受験者全体の水準が第1回よりも低くなっていたともいえますが、主な原因は問題の難易度が上がったということだと考えられます。

　この合格率の低さは、他の医歯薬・看護・理学療法士・作業療法士等の保健医療関連の国家試験と比較すると大きな違いであり、公認心理師試験の圧倒的な難度の高さが証明された形になっています。

■ 試験の実施形態

　試験そのものは第1回と同様に、午前・午後とそれぞれ120分ずつ、合計240分で実施され、全154問でしたので、1問に90秒あまり使えた計算になります。そのうちの4分の1が事例問題で、午前と午後の両方の後半部分に配置されていました。

　回答形式は5つの選択肢の中から1つ選ぶもの、4つの中から1つ選ぶもの、さらに5つの中から2つ選ぶものという3種類がありました。さらに設問は，大きく分けて「最も適切なものを選べ」というものと「不適切なものを選べ」という2種類がありましたが、「不適切なもの」という問題には、問題文の「不適切なもの」に下線が引かれているなど、問題用紙はとても親切な作りになっていました。

　問題の文字も大きく、スペースも十分にとってあり、回答用紙のマークシートも広く大きなもので、マークミスが極力発生しないようにという試験実施機関の心配りが伝わるものでした。

■ 試験結果（配点と合格率）

　試験結果については、試験実施機関である一般財団法人日本心理研修センターの採点に関する報告に以下のように書かれています。「総得点230点に対し、得点138点以上の者（総得点の60％以上とする。配点は一般問題が1問1点、事例問題が1問3点である。）。 ただし、問題の一部を採点対象から除外された受験者にあっては総得点の 60％以上の者。」とされ、選択肢が不明確とされた問20と問28については、正解した受験者については採点対象に含め、不正解の受験者については採点対象から除外すると発表されました。

　上記の報告にもありますが、正答が複数生じてしまった問題が2つ、さらに加え

て本書の解説に書きましたが、専門的な目から見てどう考えても不適切問題という
しかないものが、いくつか見られましたので、本書ではその根拠を含めてはっきり
と指摘しています。

■ 試験内容

　問題内容は、「判断や意見が分かれるような事例問題は減り、その分、事例問題
ではあっても細かな知識を求められる問題が増えた」という傾向があります。一般
問題でも精神医学から脳神経科学、検査に関する細かな知識等々かなり突っ込んだ
問題が多数出題され、事例問題も知識を問う形になってきたというのが大きな傾向
です。とくに強まった傾向としては、心理検査に関する細かな知識が求められてい
る点です。その意味で、今回も第1回以上に、「広くて深い問題が出た」「基本的な知
識を問う問題もかなり出た」という印象がありますし、「専門的知識が重視される」
という傾向は強まったといえるでしょう。

　さらにブループリントの項目別に詳しく説明すると、「心理に関する支援」と「司
法・犯罪に関する心理学」の出題率がかなり下がりました。反対に「心理状態の観
察及び結果の分析」、つまり心理検査に関する出題が増えたというのが大きな傾向
です。また「心理に関する支援」の中でも、第1回の試験では日本由来の心理療法で
ある森田療法や内観療法に関する出題が複数あったのに対して、第2回試験ではそ
れらは全く出題されませんでした。また、心理療法の学派による不平等を避けるた
めか、技法による効果の違いに関する出題はなくなりました。一方で「学習性無力感」
が事例問題を含めて複数出題されたのが印象的でした。

　「人体の構造と機能及び疾病」に関する出題が減少した代わりに、「精神疾患とそ
の治療」の出題率が上がり、「緊張病」（第30問）、「オピオイドの副作用」（第31問）、
「悪性症候群」（第70問）や「ベンゾジアゼピン受容体作動薬の副作用」（第116問）、「物
質使用障害の機序」（133問）等、かなり踏み込んだ出題がされました。おそらくこ
れは今後も続いていく傾向と思われます。

　さらに、「公認心理師としての職責の自覚」や「問題解決能力と生涯学習」の出題
率が下がった代わりに「公認心理師に関する制度」の出題率もかなり上がっていま
す。これも主に出題しやすさから来ているのではないかと思われます。

■ 公認心理師試験出題基準
〈ブループリント（公認心理師試験設計表）〉との対応

　概して、出題基準（ブループリント）は、次第に整備されてきているといえます。

第1回の出題基準は、誤植と重複、さらには細かすぎるキーワードなど、様々な問題点が散見されましたが、第2回、そして、2019年12月に発表された第3回の出題基準になるに従って、それらは整備され、いわゆる「安定した」出題基準となっています。ブループリントと出題内容の対応に関しては、ほぼその範囲内から出題されたといってよいでしょう。

　では、ブループリントの改訂に従って出題内容が変わって行っているのかというと、それほどのことはありません。それでも例えば第1回ブループリントにあった「事例研究」「量的研究」「質的研究」という3つのキーワードが「実践的研究」という一つのキーワードにまとめられた影響で、「心理療法の有効性の研究」（第112問）や「準実験的研究法」（第122問）などが出題されたと考えられます。また、「マルチレベル分析」は削除され、当然ながら出題されませんでした。そして、さらに第2回のブループリントで追加された「プログラム学習」は、早速第2回試験で出題（第145問）されました。

■■ 第3回以降の試験の傾向と実施日程

　他の国家試験と同じく、資格制度発足後数年にわたって試験の難度が上がっていき、その後高い難度のまま定着すると考えられます。合格ラインは60％程度の成績と規定されていますので、今後は「さらに受かるのが難しくなってくる」ということは間違いないでしょう。

　また、今後の試験日程は、次第に早められて、最終的には他の保健医療関係の資格と同様に2月になるといわれています。ちなみに第3回試験は2020年6月21日（日）となりました。

■■ 令和元年度ブループリント（第3回試験出題範囲）から見る出題予想

　2019年（令和元年）12月に第3回出題基準（ブループリント）が発表されました。今回の改訂は第1回から2回になる時の改訂に比べるとかなり少ない変更でした。

　今回追加されたキーワードは以下の11語です。

7．知覚及び認知の (2) 人の認知・思考の機序およびその障害　「潜在記憶」「プライミング」

8．学習及び言語の (2) 言語の習得における機序の「会話」

14．心理状態の観察及び結果の分析の (1) 心理的アセスメントに有用な情報（生育歴や家族の状況等）とその把握の手法等の「査定面接」

18．教育に関する心理学の (1) 教育現場において生じる問題と背景の「学力」「学習

方略」「進路指導」「キャリアガイダンス」
20. 産業・組織に関する心理学の (1) 職場における問題に対しての必要な心理的支援の「労務管理でのコンサルテーション」
23. 公認心理師に関する制度の (2) 福祉分野に関する法律、制度の「地域包括支援センター」
23. 公認心理師に関する制度の (5) 産業・労働分野に関する法律、制度の「心理的負担による精神障害の認定基準」

　これらのうち7の「プライミング」はすでに第2回試験で出題されましたが、「潜在記憶」と合わせて今後も出題される可能性が高いと言えるでしょう。また、「20. 産業・組織に関する心理学」では「ストレスチェック」のキーワードが外れた代わりに「労務管理でのコンサルテーション」と大きくくくりとなったと考えられますので、これまですでに事例問題を含めて多数出題されてきており、今後も出題されると考えていいでしょう。

　とくに今回注目すべき点は、8の「会話」、18の「学力」「学習方略」「進路指導」「キャリアガイダンス」です。8「会話」は近年話題になっている「オープンダイアローグ」や「会話分析」との関連で追加されたのかもしれません。この領域から複数の出題が必ずされると考えて、十分な準備をしておく必要があるでしょう。

　もちろん「試験内容」の項で書いた今後の大きな傾向と思われる領域や、毎回必ず出題されている「虐待」「認知症」「うつ」「自殺予防」などは、変わらず重点的に学習しておく必要があります。

　また、労務管理や相続に関する法律が改正されたりなど、社会的に話題になりやすいテーマが出題される可能性も高いので、その点も要注意です。

■ 試験委員から考える出題予想

　また、ブループリントと同時に発表された第3回試験の試験委員から、試験内容を予想することも可能です。

　以下、新任の委員に絞ってその氏名と専門領域を列挙します。新任の委員の特殊な専門領域は出題される可能性が高いと考えていいでしょう。

氏名	専門領域	氏名	専門領域
青木佐奈枝	臨床心理学、解離、心的外傷、トラウマ、心理査定、ロールシャッハテスト等	田中健吾	企業従業員の職業性ストレス・ソーシャルスキル・マネジメント
足立智昭	発達臨床心理学、乳幼児、認知発達、子育て支援、東日本大震災が子どもに与えた影響	徳田仁子	スクールカウンセリング遊戯療法、描画
伊藤美奈子	不登校、いじめ、教師のメンタルヘルス、スクールカウンセリング	中川敦夫	うつ、臨床統計研究、認知行動療法、精神薬理学
岩満優美	ストレス、がん治療、描画法、緩和ケア	中島定彦	学習心理学、行動分析学、比較認知科学、ヒトと動物の関係学
岡孝和	心身医学、精神 - 神経 - 免疫連関に関する研究、特に機能性高体温症(心因性発熱)、慢性疲労症候群	仲真紀子	司法面接、認知心理学、発達心理学、法と心理学、児童心理学
河合啓介	心療内科(心身医学)、摂食障害、甲状腺学	西園マーハ文	摂食障害、地域における産後メンタルヘルス
北村英哉	差別、社会的認知、社会心理学等	能智正博	ナラティブアプローチ、質的研究法
久保貴	犯罪心理学、更生保護	野村晴夫	ナラティブ、回想、高齢期等
幸田るみ子	身体疾患、がんへの自律訓練法の適用、心身医学、サイコオンコロジー	松田修	老年心理学、リハビリテーション心理学、臨床心理査定演習など
杉江征	自律訓練法、大学生と学生相談、大学生の自殺予防, ピア・サポーター, 認知行動療法, ポジティブ心理学	水野治久	チーム学校、いじめ、教育心理学、スクールカウンセリング
田附あえか	児童虐待、家族支援、児童養護施設		

※以上から、筆者としては特に、能智正博氏の「質的研究法」と仲真紀子氏の「司法面接」が出題されるのではないかと予想しています。

■ 今後お勧めできる学び方

　ここまで述べてきたように、今後さらに「深く」「広い」問題が多く出題されることが予想されます。重要で有効な試験対策は、「何冊かの参考書をじっくりと繰り返し読む」作業と厚生労働省・文部科学省等の公式ホームページに掲載されている「指針・ガイドライン」「白書」「研究事業報告書」を読み込む作業の両方が必要だということです。本書に掲載されている引用・参考文献と公的サイトをぜひご覧になりながら勉強を進めていってください。

> **ご案内**
> 　本書では,引用・参考文献として「公認心理師必携テキスト」(福島哲夫編集責任, 学研メディカル秀潤社, 2018年発刊) の記載がみられますが, 品薄の状況となっております.
> 　「公認心理師必携テキスト 改訂第2版」が2020年4月頃発売の予定となっております. 該当項目・用語等あわせてご参照していただければ幸いです.

■ 令和元年版／平成31年版の出題基準比較表（変更点の抜粋）

大項目	令和元年版	平成31年版
3　多職種連携・地域連携	・保健医療、福祉、教育、司法・犯罪、産業・労働との連携	・保健医療、福祉、介護、教育との連携
5　心理学における研究	・分散分析、因子分析、重回帰分析、多変量解析、構造方程式モデリング	・分散分析、因子分析、重回帰分析、構造方程式モデリング、多変量解析、メタ分析
	・テスト理論、メタ分析	・テスト理論
	・仮説検定、点推定、区間推定、ノンパラメトリック検定	・検定、点推定、区間推定、ノンパラメトリック検定
	・確率と確率分布、標本分布	・確率分布、標本分布
7　知覚及び認知	・脳機能計測技術（中項目（1））	・脳機能計測技術（中項目（2））
	・潜在記憶、プライミング	―
8　学習及び言語	・ナラティブ、談話、会話	・ナラティブ、談話
9　感情及び人格	・感情に関する神経科学	・感情に関する神経科学（扁桃体、視床下部、島皮質、前頭前野腹内側部、低次回路、高次回路）
	―	・個別の感情
	・感情と表出行動 ・感情と認知	・感情と表出行動、感情と認知
	・動機づけ	・感情と動機づけ
	・個人差、測定、検査、アセスメント	・検査、個人差、アセスメント、測定
11　社会及び集団に関する心理学	―	・集団内過程、集団間過程
	・不適切な養育	・不適切な養育（虐待など）
12　発達	・知能指数、知能の構造（多重知能）	・知能指数 [intelligence quotient〈IQ〉]、知能の構造（多重知能）
	・アタッチメント、内的作業モデル	・アタッチメント ・内的作業モデル
	・生涯発達の遺伝的基盤	・生涯発達の遺伝的基盤（遺伝、環境の相互作用、行動遺伝学、進化発達心理学、エピジェネティクス）
	・胎児期、乳児期、幼児期、児童期、青年期、成人期、中年期、老年期	・胎児期、乳児期、幼児期、児童期、青年期、成人期、中年期、老年期、DOHaD〈Developmental Origins of Health and Disease〉仮説
14　心理状態の観察及び結果の分析	・インテーク面接、査定面接	・インテーク面接
	・質問紙法、投影法、描画法、作業検査法、神経心理学的検査	・質問紙法、投影法、描画法、作業検査法
15　心理に関する支援（相談、助言、指導その他の援助）	・カウンセリング、転移、逆転移	・カウンセリング、逆転移、転移
	―	・逆転移（中項目（5））
18　教育に関する心理学	・学力	―
	・学習方略	―
	・進路指導、キャリアガイダンス	―
	―	・プログラム学習
	―	・発見学習
20　産業・組織に関する心理学	・過労死・過労自殺、ハラスメント、労働災害	・過労死、ハラスメント、労働災害
	・職場復帰支援、障害者の就労支援、キャリアコンサルティング	・リワーク、障害者の就労支援、キャリアコンサルティング、ストレスチェック制度
	・労務管理でのコンサルテーション	―
	・職場のメンタルヘルス対策	―
23　公認心理師に関係する制度	・配偶者暴力相談センター、児童相談所、福祉事務所、地域包括支援センター	・配偶者暴力相談センター、児童相談所、福祉事務所
	・労働者の心の健康の保持増進のための指針	・心の健康の保持増進のための指針
	・心理的負担による精神障害の認定基準	―
	・ストレスチェックテスト制度	―
	―	・職場のメンタルヘルス

本書の構成と使い方

本書は、「第2回公認心理師試験（令和元年8月4日実施分）」の全問題を収載し、解説しています。問題の掲載順も出題された順番の通りです。
付属の下敷きで解説部分を隠して力試しをしたり、
解説文と合わせて出題傾向をみたり、用途に合わせてご活用下さい。

公認心理師試験出題基準（令和元年版）の大項目及び中項目を示しています。なお、第2回公認心理師試験を本書の見解において対応させたものです。

問題解説
全ての問題に解説を設け、誤答肢も余すことなく解説し、周辺知識も関連づけて学べます。

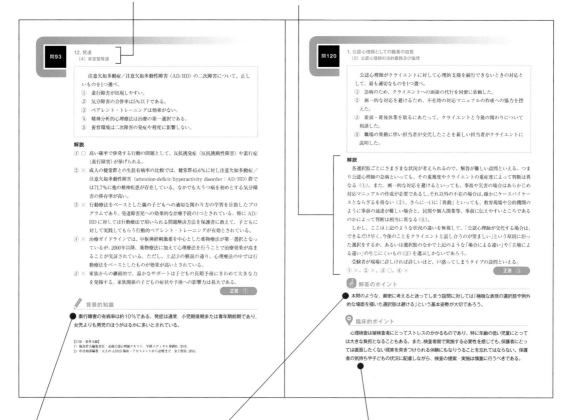

背景的知識
問題を解く上で必要となる背景的知識を解説しています。

解答のポイント
解答するにあたって、迷ってしまうような設問について、解答を導く考え方や公認心理師の視点からのアドバイスを記述しています。

臨床的ポイント
試験の正答としては適切な対応は1つになりますが、実際の心理支援の現場ではもっと複雑な対応が必要となることもあります。臨床の視点から、実践に役立つ解説を加えています。

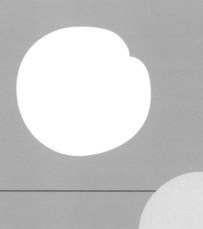

第2回
公認心理師試験 問題解説

1. 公認心理師としての職責の自覚
（1）公認心理師の役割

　　公認心理師の業務や資格について、正しいものを1つ選べ。
① 診断は公認心理師の業務に含まれる。
② 公認心理師資格は一定年数ごとに更新する必要がある。
③ 公認心理師の資質向上の責務について、罰則が規定されている。
④ 公認心理師が業務を行う対象は、心理に関する支援を要する人に限定されない。
⑤ 公認心理師以外でも、心理関連の専門資格を有していれば「心理師」という名称を用いることができる。

解説
　本問は、公認心理師の資格とその業務について基本的な知識を問うものである。公認心理師法の基本的精神を把握していれば、解ける問題である。この問題のための基礎知識は、公認心理師法、公認心理師の職責である。
① × 診断は医師のみに許された業務独占事項であり、公認心理師は、アセスメントはしなければならないが診断をしてはならない。
② × 更新の必要はない。
③ × 努力義務であり罰則規定はない。
④ ○ 公認心理師法第2条で「心理に関する支援を要する人やその家族や関係者への支援を業とする。」と規定されているので、家族や関係者を含む。
⑤ × 例えば臨床心理士や臨床発達心理士など「士」の付く名称を用いるのは許されるが、「心理師」の付く名称は、公認心理師に限定して、混在しないようにしたという経緯がある。

正答　④

【引用・参考文献】
1）福島哲夫編集責任：公認心理師必携テキスト．p3-8, 学研メディカル秀潤社, 2018.

問2

1. 公認心理師としての職責の自覚
　（3）心理に関する支援を要する者（以下「要支援者」という。）等の安全の確保と要支援者の視点
　（5）保健医療、福祉、教育その他の分野における公認心理師の具体的な業務

　　統合失調症のデイケア利用者Aについてのケア会議で、スタッフBが「Aさんは気難しく、人の話を聞いていないので関わりが難しい」と発言した。Aには幻聴がある。

　　会議の中で、Bの発言に対する公認心理師の対応として、最も適切なものを1つ選べ。

① スタッフの交代を提案する。

② 専門職に困難はつきものであると諭す。

③ 幻聴についてどの程度の知識があるかを質問する。

④ どのような場面で関わりが困難と感じるかを質問する。

⑤ 関わりを拒否するような態度は正しくないことを指摘する。

解説

　この問題は、公認心理師がケア会議にどのような立場で参加しているのか、また、スタッフとの関係性が書かれていない問いである。したがって、「ケア会議中」の発言の対応について、公認心理師としての連携における基本的態度に着目して解答する必要がある。また、スタッフBの発言よりスタッフBは利用者Aに対して逆転移を起こしている可能性も考え、解答していく必要がある。選択肢①③は、公の場でスタッフを否定する行為は、一般的にも専門職としてすべきではないことである。加えて、選択肢①については公認心理師にその権限はないと思われる。選択肢③は、公認心理師は、公の場で相手の知識不足を責めるのではなくスタッフBを専門職として対等に扱い、ともに成長できるように対応していくことが求められる。したがって、①③は不適切である。多職種との連携では上下関係を伴うスーパービジョンではなくコンサルテーションの形で専門職間の対等な関係でいなければならない。ゆえに、選択肢②⑤は「諭す」「指摘する」などの指導する関わりになっているので不適切となる。

　選択肢⑤は、逆転移を起こしている可能性のあるスタッフに対する選択肢のような発言はスタッフをさらに追い込んでしまうので不適切である。以上より、選択肢④が正しい。

① ×、② ×、③ ×、④ ○、⑤ ×

正答　④

【引用・参考文献】
1）武井麻子：「グループ」という方法．医学書院，2007
2）福島哲夫編集責任：公認心理師必携テキスト．p53-56，p359，p402-408，p568，学研メディカル秀潤社，2018.

4. 心理学・臨床心理学の全体像
（1）心理学・臨床心理学の成り立ち

20世紀前半の心理学の3大潮流とは、ゲシュタルト心理学、行動主義ともう1つは何か、正しいものを1つ選べ。

① 性格心理学
② 精神分析学
③ 認知心理学
④ 発達心理学
⑤ 人間性心理学

解説

　20世紀の心理学の大きな流れを把握しておくことは、単なる歴史に関する知識ではなく、人間の心に対する代表的な見方の変遷として重要である。選択肢のどれもが重要な心理学の潮流であるが、影響力の大きさと独自性の観点から、②の精神分析学が正答とされる。

　まず、20世紀に入るとすぐに19世紀末に起こったヴント W.M.Wundt の構成主義に基づく心理学に対する批判が生じ、ウェルトハイマー M.Wertheimer やケーラー W.Köhler、コフカ K. Koffka らの、事象をまとまりとしての全体（ゲシュタルト）としてとらえることの重要性を主張するゲシュタルト心理学が隆盛した。さらに、ワトソン J.B.Watson による外部から観察可能な行動のみを対象とする行動主義が提唱され、大きな影響力を発揮した。その一方で当時多くの心理学者たちが注目していた、無意識や潜在意識の重要性を治療実践のなかで体系化したフロイト S.Freud の精神分析学が新たな潮流をつくった。

① ×、② ○、③ ×、④ ×、⑤ ×

正答　②

【引用・参考文献】
1) 福島哲夫編集責任：公認心理師必携テキスト．p62-64，学研メディカル秀潤社，2018．

4. 心理学・臨床心理学の全体像
（1）心理学・臨床心理学の成り立ち

普通教育に適する子どもとそうでない子どもを見分けるための検査法を最初に開発した人物は誰か、正しいものを1つ選べ。

① A. Binet
② D. Wechsler
③ E. Kraepelin
④ F. Galton
⑤ J. Piaget

解説

① ○ 1905年、ビネー A. Binet は、医師シモン T. Simon とともに通常学級での学習に困難を伴う子どもの処遇を検討するため、個別式による知能検査を最初に開発した。

② × ウェクスラー D. Wechsler は、ビネー式の知能検査の問題点を考慮し、診断的情報を得ることができる個別式知能検査としてウェクスラー式知能検査を開発した。

③ × クレペリン E. Kraepelin は、精神病を中心に、心の病の症状や経過から精神疾患を分類し、体系化した。また、E. Kraepelin は連続加算法を用いて精神作業研究を行い、それを基に内田勇三郎が内田クレペリン精神検査を開発した。

④ × ゴールトン F. Galton は、ダーウィン C. R. Darwin の進化論に影響を受け、人の能力の個人差に着目し、その数量的な測定を試みた。

⑤ × ピアジェ J. Piaget は、発生的認識論の立場から、感覚運動期、前操作期、具体的操作期、形式的操作期からなる認知的発達段階を設定した。

正答　①

【引用・参考文献】
1) 大芦治：心理学史. p286-298, ナカニシヤ出版, 2016.
2) 福島哲夫編集責任：公認心理師必携テキスト. p258-260, 学研メディカル秀潤社, 2018.

問5

6. 心理学に関する実験
（1）実験計画の立案

　　実験は実験者が操作する変数と観測される変数によって組み立てられるが、前者以外にも後者に影響を与える変数があることが多い。この変数は何か、正しいものを1つ選べ。
① 従属変数
② 剰余変数
③ 独立変数
④ 離散変数
⑤ ダミー変数

解説

　実験を行う際に、実験者が操作する変数のことを「③独立変数」、観測される変数のことを「①従属変数」と呼ぶ。独立変数以外に従属変数に影響を与える変数のことは「②剰余変数」と呼び、実験を計画する際には剰余変数は統制する必要がある。なぜなら、剰余変数が統制できていない場合、従属変数に影響を与えた変数が独立変数なのか、それ以外の変数なのか判断することができない（これを交絡と呼ぶ）からである。なお、「④離散変数」とは、量的変数のうち、サイコロの目（1・2・3・4・5・6）や友だちの人数のようにとびとびの値をとるもののことを指す。身長や体重など小数点以下まで値を連続し

て表すことのできるものを連続変数と呼び、量的変数には離散変数と連続変数の2つが存在する。また、「⑤ダミー変数」とは名義尺度といった分類に用いる質的な変数に0や1のような2つの数値を与えてコード化した変数のことを指す。よって、正答は②である。

① ×、② ○、③ ×、④ ×、⑤ ×

正答 ②

問6

5. 心理学における研究
(3) 統計に関する基礎知識

順序尺度によるデータの散布度として、正しいものを1つ選べ。
① 中央値
② 平均値
③ 標準偏差
④ 不偏分散
⑤ 四分位偏差

解説

　本問は、統計の知識として、尺度水準、代表値、散布度の知識が必要である。尺度水準には、名義尺度、順序尺度、間隔尺度、比率尺度の4つがあり、尺度水準によって可能な計算や図表といったデータの可視化の仕方などが異なる。例えば、比率尺度では、四則演算すべてが可能であり、間隔尺度は足し算と引き算が可能であるが、順序尺度、名義尺度では四則演算を用いることができない。代表値とは、データ全体を要約する値のことであり、平均値（データのすべての値を足して、データの個数で除した値）、中央値（データを大きさ順に並べ替えたときに、ちょうど真ん中にくる値）、最頻値（最も度数の多い値）がある。平均値は間隔尺度や比率尺度で用いられるが、外れ値の影響を受けやすい。中央値は順序尺度で用いられることが多く、外れ値の影響は受けにくい。最頻値は名義尺度でも用いることのできる代表値であり、外れ値の影響は受けにくい。よって、「①中央値」と「②平均値」は誤りである。

　散布度とは、データの散らばり具合を表す指標のことであり、代表値と散布度によってデータの特徴を明らかにすることができる。散布度には、分散、標準偏差、四分位偏差など様々なものがあり、代表値と同様に尺度水準によって用いられる散布度が異なる。分散とは、偏差（各データの値から平均を引いたもの）を2乗して、それらの平均を求めたものである。そして、分散の正の平方根をとったものを標準偏差と呼ぶ。なお、推測統計では標本に基づき計算された標本統計量の期待値（推定量）から母数を推測するという手続きをとるが、この期待値と母数が一致している基準を「不偏性」と呼び、不偏性を有する推定量を不偏推定量と呼ぶ。「④不偏分散」とは、母分散の不偏推定量のことを指す。分散や標準偏差は平均値に基づく散布度であり、間隔尺度や比率尺度で用いられる。よって、「③標準偏差」と「④不偏分散」は誤りである。一方、データを昇順に並べて4等分したときの3つの分割点のことを四分位点と呼び、四分位点から算出する散布度のことを「⑤四分位偏差」と呼ぶ。四分位偏差は中央値に基づく散布度であり、順序

尺度で用いられることが多い。よって、正答は⑤である。

①×、②×、③×、④×、⑤○

正答　⑤

問7

5. 心理学における研究
（2）心理学で用いられる統計手法

　量的な説明変数によって1つの質的な基準変数を予測するための解析方法として、最も適切なものを1つ選べ。

① 因子分析

② 判別分析

③ 分散分析

④ 重回帰分析

⑤ クラスター分析

解説

　本問は、心理学において用いられる分析手法についての理解が必要である。変数の組み合わせや目的によって分析の種類が異なる。「①因子分析」は、実際に観測したデータ（観測変数）の相関係数をもとに、直接観測することはできないが、観測変数に影響を与えていると考えられる背後にある潜在変数を因子として抽出する分析手法である。「②判別分析」は、説明（独立）変数が量的変数、基準（従属）変数が質的変数のときに、説明（独立）変数によって基準（従属）変数を判別、予測する分析手法である。「③分散分析」は、3つ以上のグループ間のそれぞれ分散の違いを利用して、平均値の差を分析して有意差を検定する分析手法である。「④重回帰分析」は、説明（独立）変数が量的変数、基準（従属）変数も量的変数のときに、複数の説明（独立）変数によって基準（従属）変数を予測する分析手法である。「⑤クラスター分析」は、2つ以上のデータがあるときに、その類似度や距離をもとに、データをいくつかのグループ（クラスター）に分類する分析手法である。階層的手法と非階層的手法がある。よって、正答は②である。

①×、②○、③×、④×、⑤×

正答　②

7. 知覚及び認知
（2）人の認知・思考の機序及びその障害

> プライミングについて、正しいものを1つ選べ。
> ① 間接プライミングは、主にエピソード記憶研究で用いられる。
> ② 直接プライミングは、先行情報と後続情報の間に意味的関連性が強い場合に生じる。
> ③ プライミングは、絵などの画像刺激では生じず、単語などの言語刺激のみで生じる。
> ④ プライミングには、先行情報が後続情報の処理を促進するだけでなく、抑制する場合もある。
> ⑤ プライミングは、先行情報が閾下呈示された場合は生じず、閾上呈示された場合のみで生じる。

解説

　本問は、長期記憶のうち、意味記憶の概念的表象（様々なものに関する概念の表象）の構造に関する研究で多く用いられるプライミング効果についての知識が必要となる。プライミングとは、特定の概念や情報を活性化することで、それと関連する概念やスキーマが活性化されやすくなることである[1]。プライミング効果には、意味的に関連のある、あるいは連想関係にある2つの刺激を続けて呈示すると、先行刺激の影響で後続刺激の認知が促進される「間接（または連合）プライミング効果」と、同じ刺激を続けて呈示した場合に、後続刺激の認知が促進される「直接（または反復）プライミング効果」がある[2]。前者は、語彙決定課題のように反応潜時を指標とする研究（先行刺激と後続刺激の呈示時間間隔がミリ秒～数秒単位）が多く、後者は、単語完成課題の正答率を指標とする研究（先行刺激と後続刺激の呈示時間間隔が分～週単位）が多い[3]。他にも、ポジティブまたはネガティブな表情画像を先行刺激として閾下呈示すると後続刺激の感情評定に影響を与える「閾下感情プライミング効果」も実証されている。なお、プライミング効果はターゲットの処理が促進されるだけではなく、抑制されることもあり、その場合はネガティブプライミング効果と呼ばれる[3]。これを踏まえると、主にエピソード記憶で用いられるとする①、プライミングが言語刺激のみで生じるとする③、閾下呈示の場合は生じないとする⑤は、誤りである。そして、②は、直接プライミングではなく、間接プライミングの内容であるため、誤りである。よって、正答は④である。

① ×、② ×、③ ×、④ ○、⑤ ×

正答　④

【引用・参考文献】
1）山岸俊男編：社会心理学キーワード. 有斐閣双書, 2001.
2）川口潤：プライミングの認知心理学－潜在認知・潜在記憶. 失語症研究15(3)：225-229, 1995.
3）寺澤孝文：プライミング効果. 社会的認知ハンドブック（山本眞理子ほか編）. 北大路書房, 2001.

8. 学習及び言語
（1）人の行動が変化する過程

ある刺激に条件づけられた反応が他の刺激に対しても生じるようになること
を何というか、正しいものを1つ選べ。
① 馴化
② 消去
③ 般化
④ シェイピング
⑤ オペラント水準

解説

刺激Aと行動Aとが条件づけられている状況で、刺激A以外の刺激についても行動
Aが生じることを般化と呼ぶ。般化は類似した刺激に対して生じやすい。例えば、音
Aと肉粉を対呈示（同時に提示）し、音Aが呈示されると唾液が分泌する条件づけが達
成されているとき、音Aと類似した音Bに対しても唾液が分泌する状態が般化である。
したがって、③が正しい。

①馴化は、ある刺激に対しての「馴れ」を意味する。したがって、刺激Aに馴れるこ
とで、行動Aが生じる頻度が下がることが馴化である。また、②消去は、行動Aが生
じているときに刺激Aを与えないことで行動Aが出現しなくなることを指す（例えば、
音Aだけを継続して呈示し、肉粉を与えないと、唾液の分泌は消失する）。④シェイピ
ングは、オペラント行動（自発的行動）に対して強化子（報酬）を呈示することなどで行
動を形成することを指す。また、⑤オペラント水準は、オペラント行動が自発的に出現
する頻度であり、ある行動が自発する"しやすさ"を指す。

① ×、② ×、③ ○、④ ×、⑤ ×

正答 ③

9. 感情及び人格
（1）感情に関する理論と感情喚起の機序
（2）感情が行動に及ぼす影響

社会的判断に用いる方略を4種類に分類し、用いられる方略によって感情が及
ぼす影響が異なると考える、感情に関するモデル・説として、正しいものを1つ
選べ。
① 感情入力説
② 認知容量説
③ 感情混入モデル
④ 感情情報機能説
⑤ 感情ネットワークモデル

解説

　③が正答である。感情混入の少ない直接アクセス処理、動機充足処理と、感情混入の多いヒューリスティック処理、実質的処理、計4種類の方略がある。①感情入力説とは、感情がどのような背景で入力されるかによって、個人の動機づけへの感情の影響の仕方が変わる、という説である。②認知容量説とは、ポジティブ気分に基づく活性化はネガティブ気分に基づくそれより広い活性化が生じて認知容量を奪う、という説である。④感情情報機能説とは、曖昧な対象について判断する場合、自身の感情状態を手掛かりにする、という説である。⑤感情ネットワークモデルとは、感情は、感情を引き起こす出来事などの知識とネットワーク上に連結している、というモデルである。

①×、②×、③○、④×、⑤×

正答　③

問11

9. 感情及び人格
(3) 人格の概念及び形成過程

> 　秩序や完全さにとらわれて、柔軟性を欠き、効率性が犠牲にされるという症状を特徴とするパーソナリティ障害として、最も適切なものを1つ選べ。
> ① 境界性パーソナリティ障害
> ② 強迫性パーソナリティ障害
> ③ 猜疑性パーソナリティ障害
> ④ スキゾイドパーソナリティ障害
> ⑤ 統合失調型パーソナリティ障害

解説

① × 境界性パーソナリティ障害は、対人関係、自己像、および感情の不安定と、著しい衝動性が特徴である。

② ○ 強迫性パーソナリティ障害は、秩序、完璧主義、および統制にとらわれることを特徴とするため、設問のような「柔軟性を欠き、効率性が犠牲にされる」という特徴を示すことになる。

③ × 猜疑性パーソナリティ障害は、他人の動機を悪意あるものとして解釈するといった、不信と疑い深さが特徴である。

④ × スキゾイドパーソナリティ障害（ドイツ語読みの音に近い「シゾイドパーソナリティ障害」とも発音・表記される）は、社会的関係からの離脱と感情表出の範囲が限定されることを特徴としている。

⑤ × 統合失調型パーソナリティ障害は、親密な関係において急に不快になることや、認知または知覚的歪曲、および行動の風変わりさを特徴としている。

正答　②

【引用・参考文献】
1）福島哲夫編集責任：公認心理師必携テキスト. p200, 学研メディカル秀潤社, 2018.

10. 脳・神経の働き
（1）脳神経系の構造と機能

　　神経細胞の生理について、正しいものを1つ選べ。
① 　グルタミン酸は抑制性神経伝達物質である。
② 　活動電位は樹状突起を通して標的に送られる。
③ 　無髄線維では有髄線維より活動電位の伝導速度が速い。
④ 　シナプス後細胞の興奮性シナプス後電位は「全か無かの法則」に従う。
⑤ 　1つの神経細胞における個々の活動電位の大きさは刺激の強さにかかわらず
　　一定である。

解説

　　神経伝達物質には、シナプス後細胞で興奮性シナプス後電位（excitatory postsynaptic potential：EPSP）を引き起こす興奮性のものと、抑制性シナプス後電位（inhibitory postsynaptic potential：IPSP）を引き起こす抑制性のものがある。グルタミン酸は代表的な興奮性神経伝達物質であり、脳の広範囲の部位で作用している。一方、代表的な抑制性神経伝達物質としてはγ-アミノ酪酸（gamma-aminobutyric acid：GABA）が知られている。したがって、①は誤りである。

　　一般的な神経細胞は、細胞体、軸索および樹状突起から構成されており、活動電位は軸索を通して伝導するが、軸索にミエリン髄鞘をもつ有髄神経はそれをもたない無髄神経よりも伝導速度は速い。活動電位が軸索末端のシナプスに到達すると、シナプス間隙に神経伝達物質が放出され、次の神経細胞へ情報が伝達される。1つの神経細胞が活動するかどうかは、他の神経細胞からの情報伝達によって引き起こされたEPSPとIPSPの総体として閾値を超えるかどうかで決定され、閾値を超えると一定の大きさの活動電位が生じる。これを「全か無かの法則」という。この「全か無かの法則」に従うのは活動電位であり、シナプス後電位（EPSPあるいはIPSP）の大きさは神経伝達物質による受容体の活性の程度に依存する。樹状突起は他の神経細胞から信号を受け取る役割を担う。したがって、②、③、④は誤りであり、正答は⑤である。

① ×、② ×、③ ×、④ ×、⑤ ○

正答　⑤

11. 社会及び集団に関する心理学
（1）対人関係並びに集団における人の意識及び行動についての心の過程

> 　多くの人がいると、一人のときにはするはずの行動が生じなくなる傾向に関連する概念として、正しいものを1つ選べ。
> ① 社会的促進
> ② 集合的無知
> ③ 集団極性化
> ④ 情報的影響
> ⑤ 傍観者効果

解説

　社会および集団に関する心理学に関する問題である。「①社会的促進」とは、個人がある課題を行う場合に、他者が存在することによって課題の遂行が促進される現象のことである。一方、他者が存在することによって課題の遂行が抑制される社会的抑制と呼ばれる現象もある。単純で得意な課題の場合は社会的促進が、難解で苦手な課題の場合は社会的抑制が促される。「②集合的無知」とは、「集団の多くの成員が、自らは集団規範を受け入れていないにもかかわらず、他の成員のほとんどがその規範を信じている状況」[1]のことを指す。多元的無知とも呼ばれる。集合的無知の例としては、アンデルセンH.C.Andersenの「裸の王様」（自分は王様の着物が見えていないのに、周りの人は見えていると思ってしまい、皆、着物が見えていないにもかかわらず、着物が見えているかのように振る舞うこと）や、緊急事態場面において、周りの人たちが無関心であるのを見て、緊急事態ではないと判断してしまうことなどがある。「③集団極性化」とは、集団における意思決定の際に、集団による議論を通じて結論がより極端なものになることを指す。一人で考えた場合よりも結論がリスキーな方向になることをリスキー・シフト、安全な方向になることをコーシャス・シフトと呼ぶ。「④情報的影響」とは、ドイッチM.DeutschとジェラードH.B.Gerardにより用いられたもので、客観的に正しい判断をしたいという動機に基づき、他の集団メンバーの意見や判断を参考にすることで受ける影響のこと指す。一方、集団メンバーから受容されたいという動機に基づき、集団内の多数派と同じ態度や行動に変えるという影響を規範的影響と呼ぶ[2]。どちらも同調の原因として考えられている。「⑤傍観者効果」とは、援助が必要な緊急場面において周りに人がいればいるほど援助行動が抑制される現象のことである。傍観者効果が生じる原因として、多元的無知、責任の分散、聴衆抑制・評価懸念がある。よって、正答は⑤である。

① ×、② ×、③ ×、④ ×、⑤ ○

正答　⑤

【引用・参考文献】
1) 神信人：集合的無知. 社会心理学事典（日本社会心理学会編）. 丸善出版, 2009.
2) 古畑和孝ほか編：社会心理学小辞典（増補版）. 有斐閣, 2002.

問14

12. 発達
（1）認知機能の発達及び感情・社会性の発達

乳幼児の社会的参照について、正しいものを1つ選べ。
① 心の理論の成立後に生じてくる。
② 共同注意の出現よりも遅れて1歳以降に現れ始める。
③ 自己、他者、状況・事物という三項関係の中で生じる。
④ 自分の得た知識を他者に伝達しようとする行為である。
⑤ 乳幼児期以降、徐々にその頻度は減り、やがて消失する。

解説

　社会的参照とは「他者への問い合わせ（social referencing）」とも呼ばれる、人の反応への準拠行動である。満1歳前後の乳児が初めての人に会った時や、初めてのおもちゃを目の前に出された時に、その対象に接近できるかどうか、対処できるかどうか迷うことがある。その場合に傍にいる身近な他者の表情を参照して、その表情が微笑みなど肯定的なものであればその対象に近づき、不安や怒りなど否定的なものであれば対象から離れるといった現象を指す。

　心の理論の成立時期はさまざまな見解があるものの、誤信念課題の研究においては4歳以下の子どもは正しく回答できないことが数多くの研究で示されており、社会的参照は早ければ9～10か月ごろには現れるため、①と②は誤りである。また、社会的参照は伝達する行為ではなく、乳幼児期以降もみられるため、④と⑤も誤りである。したがって、正答は③となる。

① ×、② ×、③ ○、④ ×、⑤ ×

正答 ③

【引用・参考文献】
1）岩田純一ほか編：発達心理学辞典. p446, ミネルヴァ書房, 1995.

問15

12. 発達
（4）非定型発達

自閉スペクトラム症／自閉症スペクトラム障害〈ASD〉の特性のうち「中枢性統合の弱さ」として説明できるのは次のうちどれか、正しいものを1つ選べ。
① 特定の物音に過敏に反応する。
② 他者の考えを読み取ることが難しい。
③ 目標に向けて計画的に行動することが難しい。
④ 細部にとらわれ大局的に判断することが難しい。
⑤ 状況の変化に応じて行動を切り替えることが難しい。

解説

　中枢性統合の弱さ（weak central coherence）とは、さまざまな情報の背景にあるまとまりを認知し統合して全体をとらえる能力の弱さである。したがって、物事を大局的に把握・判断することが難しいということが導かれ、④が正答となる。

　その他は、中枢性統合の弱さ以外の特性から説明されるものである。①は感覚過敏のうちの聴覚過敏にあてはまるため、誤り。②は社会的相互反応にも関連する「心の理論」という目には見えないが、あると前提される人の心（気持ちや考え）を推測する力の弱さに関する説明であるため、誤り。③は「将来の目標達成のために適切な構えを維持する能力」である実行機能（遂行機能）障害に関する説明であるため、誤り。⑤は同一性への固執という特性に関する説明で、習慣への頑なこだわりなど柔軟性に欠ける思考様式からくる行動と解釈されるため、誤りとなる。

　①　×、②　×、③　×、④　○、⑤　×

正答　④

【引用・参考文献】
1）一般社団法人日本 LD 学会編：発達障害事典．丸善出版，2016．
2）American Psychiatric Association 編：DSM-5 精神疾患の診断・統計マニュアル（日本精神神経学会日本語版用語監，高橋三郎ほか監訳）．医学書院，2014．

問16

14. 心理状態の観察及び結果の分析
（1）心理的アセスメントに有用な情報（生育歴や家族の状況等）とその把握の手法等
（3）心理検査の種類、成り立ち、特徴、意義及び限界

> 　神経心理学的テストバッテリーについて、正しいものを1つ選べ。
> ①　各心理検査は、信頼性が高ければ妥当性は問われない。
> ②　Luria-Nebraska 神経心理学バッテリーは幼児用として開発された。
> ③　固定的なバッテリーの補完としてウェクスラー式知能検査が用いられる。
> ④　多くのテストを含む固定的なバッテリーが仮説を検証するために用いられる。
> ⑤　可変的なバッテリーでの時計描画テストは、潜在する気分障害を発見するために用いられる。

解説

　本問は、正解は③と発表されているが、解説のように消去法で正解を導くと④が正解であると考えられる。良問とは言い難い問題である。

　神経心理学的テストバッテリーについて問われている問題であるが、①は心理テスト全般に関わる事項である。「信頼性」はテストを繰り返し行った場合に同じような結果が出るかどうかの指標であり、α 係数などの値で示される。一方、「妥当性」はそのテストで自分が測りたいものを測れているかどうかの指標であり、たとえ信頼性が高くても妥当性が低ければそのテストは意味をもたないので、①は誤りである。②の Luria-Nebraska 神経心理学バッテリーは固定的なバッテリーの1つであり、運動やリズムなどを含む11尺度から構成された小児用も開発されているが、オリジナル版は成人用であるため、誤りである。③のウェクスラー式知能検査は脳機能障害を幅広く評価でき、固

定的なテストバッテリーに含まれていることが多いので、補完的な役割をしているわけではない。逆に可変的なバッテリーの補完として用いられるといえることから、③は誤りである。⑤の時計描画テストは、前頭葉機能を評価するテストであり、気分障害とは関係ないので、誤りである。残った④であるが、一般論として、ある仮説を検証するのに、単一のテストをしても他の可能性を排除できないことから、多くのテストを含むテストバッテリーが仮説検証には欠かせないため、正しい。

① ×、② ×、③ △、④ △、⑤ ×　　　　　正答　公式の正解③、本書の見解④

問17

1. 公認心理師としての職責の自覚
（1）公認心理師の役割

> 　治療者自身が相互作用に影響を与えることを含め、治療者とクライエントの間で起きていることに十分注意を払うことを何というか、最も適切なものを1つ選べ。
> ①　自己開示の活用
> ②　治療同盟の確立
> ③　応用行動分析の適用
> ④　関与しながらの観察
> ⑤　自動思考への気づき

解説

　サリヴァン H.S.Sullivan の「関与しながらの観察」に関する問題である。第1回試験に引き続いての出題であるが、方向性と文言を換えて、難易度を下げた形で出題されている。この「関与しながらの観察」は、クライエントの話を共感的に傾聴するという「関与」をしながら、クライエントの表情や態度、状況を客観的に「観察」し、さらに「今ここで」のセラピストとクライエントの関係そのものや関わっているセラピスト自身の感情や表情、態度をも客観的に観察する姿勢のことである[1]。

① × 　自覚的・限定的に活用することは大切ではあるが、問題文とは合致しない。

② × 　これも大切であるが、同様に設問とは異なる内容である。

③ × 　応用行動分析の適用の際にも、上記のようなことに注意を払う必要はあるが、応用行動分析の説明にはなっていない。

④ ○ 　上記解説の通りであり、公認心理師の基本的態度としてとても重要である。

⑤ × 　認知行動療法で使われる視点であり、相互作用という観点は含まれていない。

正答　④

【引用・参考文献】
1）福島哲夫編集責任：公認心理師必携テキスト．p4，学研メディカル秀潤社，2018.

15. 心理に関する支援（相談、助言、指導その他の援助）
（1）代表的な心理療法並びにカウンセリングの歴史、概念、意義及び適応

E. T. Gendlin は、問題や状況についての、まだはっきりしない意味を含む、「からだ」で体験される感じに注目し、それを象徴化することが心理療法における変化の中核的プロセスだとした。この「からだ」で体験される感じを表す用語を1つ選べ。

① コンテーナー
② ドリームボディ
③ フェルトセンス
④ フォーカシング
⑤ センサリー・アウェアネス

解説

ジェンドリン E.T.Gendlin は、身体の内部にある特別な気づきに触れていくプロセスを体験過程と呼び、心理療法として発展させた。特定の問題や状況において身体で体験されるはっきりしない意識を含んだ感覚をフェルトセンスと呼び、そこに焦点を当てることによって自己理解を促進させる方法をフォーカシングと名づけた[1]。したがって、③が正答となる。

①コンテーナーは、ビオン W.R.Bion によって提唱された、乳児と母親との関係性において、母親が担っている機能に関する概念である。

②ドリームボディとは、プロセス指向心理学の創始者ミンデル A.Mindel によって提唱された概念である。ユング心理学における「夢には創造的な意味がある」という考えを引き継ぎ、さらに「身体や行動上に起こっていることは、夢と同様に創造的な意味がある」という考え方を表す概念である[2]。

⑤センサリー・アウェアネスは、感覚、身体、動きなどの側面を探求する体験的実習法としてセルバー C.Selver によって開発された。

① ×、② ×、③ ○、④ ×、⑤ ×

正答 ③

【引用・参考文献】
1）ユージン T ジェンドリン：フォーカシング（村山正治ほか訳）．福村出版，1982．
2）アーノルド＆エイミー・ミンデル：うしろ向きに馬に乗る－〈プロセスワーク〉の理論と実践（藤見幸雄ほか訳）．p8，春秋社，1999．

12. 発達
（3）生涯における発達と各発達段階での特徴

> ライフサイクルと心の健康の関わりについて、正しいものを1つ選べ。
> ① 人の心身の発達は、成人期でピークになると考えられている。
> ② 女性の更年期障害は、閉経後に様々な身体症状や精神症状を来す病態である。
> ③ 青年期は、統合失調症、うつ病、社交不安症などの精神疾患の発症が増える時期である。
> ④ 各ライフサイクルにおいて対応を要する問題は、疾患の種類にはよらず年齢によって決まる。
> ⑤ 認知症は老年期に発症する病気であるため、成人期における認知機能の低下の原因としては別の疾患を考える。

解説

① × 成人期に比べ、高齢期は新たな獲得よりも喪失の比率が高くなるが、豊かな人生経験から生まれる「知恵」や「調和性」、「誠実性」などは中年期から高齢期において上昇することがわかっており、成人期でピークになるとはいえない。

② × 更年期とは閉経前後5年を指すため、誤りである。

③ ○ 青年期は第二次性徴が出現し、身体的には成熟してくるものの心理的には児童期と成人期の狭間にあり、依存から独立を求めての葛藤に揺れ動くアンバランスな時期である。そのため、課題遂行の失敗や挫折に基づく問題が生じやすく精神疾患の発症も増える時期である。

④ × 決して年齢によってのみ決まるものではなく、疾患の種類や家族背景などの環境要因によっても大きく異なる。

⑤ × 認知症は成人期以降、後天的に発生する慢性的または進行性の脳疾患により、社会生活や認知の機能が低下した状態であり、老年期以前にも発症する。

正答 ③

【引用・参考文献】
1）福島哲夫編集責任：公認心理師必携テキスト. p251〜279, 学研メディカル秀潤社, 2018.

17. 福祉に関する心理学
（1）福祉現場において生じる問題とその背景

　我が国における児童虐待による死亡事例の近年の傾向として、正しいものを1つ選べ。
① 死因となった虐待種別はネグレクトが最も多い。
② 虐待の加害者は実父が最も多い。
③ 心中による虐待死事例における加害の背景は、「経済的困窮」が最も多い。
④ 心中以外の虐待死事例での被害者は0歳児が最も多い。
⑤ 心中以外の虐待死事例での加害者は20歳未満が最も多い。

解説

　厚生労働省が発表している「子ども虐待による死亡事例等の検証結果等について」によると、児童虐待の実態は以下の通りである。

① × 第1次報告から第15次報告を通して、死因となった虐待種別で最も多いのは「身体的虐待」、次いで「ネグレクト」である。

② × 第1次報告から第15次報告を通して、心中以外の虐待死事例における主たる加害者で最も多いのは「実母」、次いで「実父」である。

③ △ 心中による虐待死における加害の動機で最も多いのは、第10次報告では「保護者自身の精神疾患、精神不安」と「経済的困窮」が同数、第11次報告では「夫婦間のトラブルなどの家庭の不和」（「その他」を除く）、第12・13・14次報告では「保護者自身の精神疾患、精神不安」、第15次報告では「経済的困窮」となっている。

④ ○ 第1次報告から第15次報告を通して、心中以外の虐待死事例での被害者で最も多いのは0歳児である。

⑤ × 心中以外の虐待死事例における「若年（10代）妊娠」の平均割合は17.8％であることから、加害者は20歳以上であることが多いと言える。

　本問では「近年の傾向として、正しいものを1つ選べ」とあり、①②⑤が誤り、④が正しいのは確かだが、③の文章は第15次報告では正答となり、選択肢が不明確との理由で、正解した受験者については採点対象に含め、不正解の受験者については採点対象から除外になった。

正答 ④

【引用・参考文献】
1）厚生労働省：子ども虐待による死亡事例等の検証について.
　 https://www.mhlw.go.jp/stf/seisakunitsuite/bunya/0000198645.html より2019年12月27日検索.

17. 福祉に関する心理学
（1）福祉現場において生じる問題とその背景

> マルトリートメントについて、正しいものを1つ選べ。
> ① マルトリートメントは認知発達に影響しない。
> ② 貧困はマルトリートメントのリスク要因にならない。
> ③ マルトリートメントを受けた子どもは共感性が高い。
> ④ マルトリートメントを受けた子どもは警戒心が乏しい。
> ⑤ マルトリートメントを受けることは、将来身体的健康を損なうリスクとなる。

解説

マルトリートメントは、虐待とほぼ同義であるが、子どもへの不適切な関わり全般を意味する、より包括的な概念である。

① × マルトリートメントによって脳がダメージを受けると、認知機能の発達が阻害され、記憶や感情を制御する力に影響を与えることがある。

② × マルトリートメントを行う養育者の背景の1つとして、低学歴や非正規雇用、精神疾患などによる経済的貧困の問題が挙げられる。

③ × マルトリートメントを受けることによって、愛着関係が適切に育まれる機会が得られないと、他者との共感的な関係を築くことが難しくなる可能性がある。

④ × マルトリートメントを受けた子どもは、周囲の環境に安心感を持つことができず、警戒心が強くなりがちである。

⑤ ○ マルトリートメントを受けたことが心理的トラウマとなり、青年期・成人期になって、うつ症状や自殺企図、アルコールや薬物依存、不眠、身体化症状など、様々な身体的・精神的問題を引き起こすことが示唆されている。

正答　⑤

【引用・参考文献】
1) マイヤーズ JEB ほか編, 小木曽宏監：マルトリートメント−子ども虐待対応ガイド. 明石書店, 2008.
2) 友田明美：子どもの脳を傷つける親たち. NHK 出版新書, 2017
3) 日本小児科学会こどもの生活環境改善委員会：27. マルトリートメント症候群の長期予後. 子ども虐待診療の手引き, 第2版. p55-56, 2014.
   https://www.jpeds.or.jp/uploads/files/abuse_27.pdf より2019年12月27日検索.

22. 精神疾患とその治療
（1）代表的な精神疾患の成因、症状、診断法、治療法、経過、本人や家族への支援
（2）向精神薬をはじめとする薬剤による心身の変化

DSM-5の心的外傷後ストレス障害（PTSD）について、正しいものを1つ選べ。
① 児童虐待との関連は認められない。
② 症状が1か月以上続いている必要がある。
③ 診断の必須項目として抑うつ症状がある。
④ 眼球運動による脱感作と再処理法〈EMDR〉の治療効果はない。
⑤ 心的外傷の原因となる出来事は文化的背景によって異なることはない。

解説

　心的外傷後ストレス障害（post traumatic stress disorder：PTSD）の症状の理解を問う設問である。「精神疾患の診断・統計マニュアル 第5版（Diagnostic and Statistical Manual of Mental Disorders 5th Edition：DSM-5）」の6歳以上でのPTSD診断基準では、再体験症状（悪夢、フラッシュバック、侵入思考など）1項目以上、回避・麻痺症状1項目以上、認知と気分の陰性の変化（無力感、無価値感、解離性健忘など）2項目以上、覚醒度と反応性の著しい変化（睡眠障害や易怒性、過覚醒、驚愕反応など）2項目以上、が1か月以上持続し、強い苦痛ないし生活上の機能障害を伴うことが要件になっている。

① × 児童虐待はPTSDや発達性トラウマ障害などの原因となる。

② ○ 診断基準の1つに含まれる。

③ × 無力感や罪悪感など認知と気分の否定的変化がみられ、抑うつ症状を呈することはしばしばであるが、必須とまではいえない。外傷記憶が想起できず疎外感を抱えていながらも抑うつ気分が目立たないケースもあり得る。

④ × トラウマ治療では長時間曝露法（prolonged exposure：PE）や眼球運動による脱感作と再処理法（eye movement desensitization and reprocessing：EMDR）で外傷記憶に直面させる治療が有効である。

⑤ × 平常人の日常生活の範囲を超えた異常な出来事の被害に曝され、自分自身や家族などの近親者の生命や安全が脅かされ、極めて強い感情的ストレスを体験することでPTSDを発症する可能性があるが、平常や日常とされる様態は地域や時代などの文化的背景によって異なる。

正答 ②

　　日本語を母語としない成人の知能検査として、最も適切なものを1つ選べ。ただし、検査内容の説明程度は日本語で理解できるものとする。
① PARS-TR
② WISC-Ⅳ
③ ベンダー・ゲシュタルト検査
④ ウィスコンシンカード分類検査
⑤ コース立方体組み合わせテスト

解説

① × PARS-TR（Parent-interview ASD Rating Scale-Text Revision、親面接式自閉スペクトラム症評価尺度テキスト改訂版）は、自閉スペクトラム症が疑われる児（者）の養育者への半構造化面接により、発達・行動症状を評定する検査である。

② × WISC-Ⅳ（Wechsler Intelligence Scale for Children-Fourth Edition、ウェクスラー児童用知能検査 第4版）は、5歳0か月〜16歳11か月を対象とする知能検査である。

③ × ベンダー・ゲシュタルト検査は、神経心理学的検査に位置づけられ、神経発達症や認知症など高次脳機能の評価に用いられる。投映法として使用されることもある。

④ × ウィスコンシンカード分類検査は、前頭葉およびその周辺領域の損傷による遂行機能障害の評価のために用いられる検査である。

⑤ ○ コース立方体組合せテストは、本来聾児や難聴児のように聴覚に障害のある児童の知能測定を目的に開発されたが、言語的要因が介入しないため、日本語を母語としない人にも適用できる。

正答　⑤

【引用・参考文献】
1）小山充道編：必携 臨床心理アセスメント．p237-239, 262-263, 金剛出版, 2008.
2）松本真理子ほか編：心理アセスメント−心理検査のミニマム・エッセンス．p52-53, 78-79, 154-155, ナカニシヤ出版, 2018.

問24

18. 教育に関する心理学
（1）教育現場において生じる問題とその背景

　2017年に文部科学省が実施した「児童生徒の問題行動・不登校等生徒指導上の諸課題に関する調査」における暴力行為に当てはまるものとして、適切なものを1つ選べ。
① 中学生が親を殴った。
② 学区内の公園で、中学生が故意に遊具を壊した。
③ 高校生が後輩の中学生に対し、金品を持ってくるように命令した。
④ 小学生がバットの素振りをしていたところ、通りかかった教師に当たった。
⑤ 中学校内で、同じクラスの生徒同士が殴り合いになったが、双方に怪我はなかった。

解説

　文部科学省によると「暴力行為」とは、「自校の児童生徒が、故意に有形力（目に見える物理的な力）を加える行為」を指し、被暴力行為の対象によって「対教師（教師以外の学校職員を含む）」「生徒間暴力（何らかの人間関係がある児童生徒に限る）」「（教師・生徒を除く）対人暴力」「（学校の施設・設備などの）器物損害」の4つに分けられている。そして、家族・同居人に対する暴力行為は調査対象外としている。

　①は対家族のため、②は学校外のため、③は有形力を加える行為とは異なるため、④は故意にとはいい難いため不適切である。そして、⑤は同じクラスの生徒同士で何らかの人間関係があるといえ、「生徒間暴力」に当てはまるため、正答である。
① ×、② ×、③ ×、④ ×、⑤ ○

正答　⑤

【引用・参考文献】
1）文部科学省：児童生徒の問題行動・不当頃等生徒指導上の諸課題に関する調査−用語の解説.
　http://www.mext.go.jp/b_menu/toukei/chousa01/shidou/yougo/1267642.htm より2019年12月9日検索.

18. 教育に関する心理学
（1）教育現場において生じる問題とその背景

　　1960年代の R. Rosenthal の実験で、ある検査の結果、学業成績が大きく向上すると予測される児童の氏名が教師に伝えられた。実際には、児童の氏名は無作為に選ばれていた。8か月後、選ばれた児童の学業成績が実際に向上していた。
　　このような現象を説明する用語として、正しいものを1つ選べ。
① 　ハロー効果
② 　プラセボ効果
③ 　ホーソン効果
④ 　ピグマリオン効果
⑤ 　アンダーマイニング効果

解説

　「①ハロー効果」とは、対人認知において、特定の特徴の判断によってその認知全体が規定されてしまうことを指す[1]。例えば、教師が生徒を理解する際に、成績の良い生徒（特定の特徴）は性格も行動も優れている生徒（認知全体）であるとゆがんで判断してしまうことである。「②プラセボ効果」とは、偽薬効果とも呼ばれ、薬としての有効な成分が含まれていないにもかかわらず、服用することによって症状が和らぐ現象のことを指す。「③ホーソン効果」とは、人は特別に注目され、関心を向けられると、労働条件が悪い場合でも自発的にやる気を出して仕事に取り組む現象のことを指す。1920年代後半から1930年代前半にかけてホーソン工場で行われた労働者の作業効率を上げる要因の検討（ホーソン実験）において示されたといわれている[2]。「④ピグマリオン効果」とは、教師期待効果とも呼ばれ、教師の児童や生徒に対する期待が自己成就的予言として機能する現象を指す。教師が期待していることで、無意識に期待している（またはしていない）児童・生徒への日常的な関わりに違いが現れてしまい、それが児童・生徒に影響を及ぼしていくというメカニズムが考えられている。「⑤アンダーマイニング効果」とは、デシ E.L.Deci の実験により明らかにされたもので、報酬を与えることで内発的動機づけが低下する現象のことを指す。もともと内発的動機づけが高い場合や報酬をもたらす相手との関係性が良好な場合には生じないこともある。よって、正答は④である。
① ×、② ×、③ ×、④ ○、⑤ ×

正答　④

【引用・参考文献】
1）吉川成司ほか編著：はじめて学ぶ教育心理学. ミネルヴァ書房, 2010.
2）大橋昭一ほか：ホーソン効果の実体をめぐる諸論調－ホーソン効果についてのいくつかの見解. 関西大学商学論集51(5)：15-28, 2006.

18. 教育に関する心理学
（1）教育現場において生じる問題とその背景

> いじめの重大事態への対応について、最も適切なものを1つ選べ。
> ① 被害児童生徒・保護者が詳細な調査を望まない場合であっても、調査を行う。
> ② 重大事態の調査を行った場合は、調査を実施したことや調査結果を社会に公表する。
> ③ 「疑い」が生じた段階ではなく、事実関係が確定した段階で重大事態としての対応を開始する。
> ④ 児童等の生命、心身又は財産に重大な被害が生じた疑いがあると認めるときに限り、重大事態として対応する。
> ⑤ 保護者から、いじめという表現ではなく人間関係で心身に変調を来したという訴えがあった場合は、安易に重大事態として対応しない。

解説

　いじめ被害者は恥や言語化の難しさから、言葉で被害を訴えられないことがある。そのため、いじめという言葉に限らず、児童生徒の相談内容の背景を見極めていく必要があり、⑤は不適切である。

　いじめ防止対策推進法では、重大事態を「生命、心身又は財産に重大な被害が生じた疑いがあるとき」「いじめにより相当の期間学校を欠席することを余儀なくされている疑いがあるとき」としている。加えて、重大事態は事実関係が「疑い」の段階で調査を必須としている。したがって、③、④は適切ではない。また、学校の設置者および学校は、被害児童生徒や保護者の意向を汲みながら可能な限り検証と結果の公表をする必要性があるとされており、②も不適切であり、①が正答である。

① ○、② ×、③ ×、④ ×、⑤ ×

正答　①

【引用・参考文献】
1) 文部科学省：いじめの重大事態の調査に関するガイドライン（平成29年3月）.
　http://www.mext.go.jp/component/a_menu/education/detail/__icsFiles/afieldfile/2017/03/23/1327876_04.pdf より2019年12月9日検索.
2) 福島哲夫編集責任：公認心理士必携テキスト. p423-436, 学研メディカル秀潤社, 2018.

形成的評価について、最も適切なものを1つ選べ。
① 一定の教育活動が終了した際に、その効果を把握し判断するために行う評価
② 個人の学力に関する特定の側面をそれ以外の側面と比較して把握し判断するために行う評価
③ 過去と現在の成績を比較して、どの程度学力が形成されたかについて把握し判断するために行う評価
④ 指導前に、学習の前提となるレディネスが形成されているかを把握し、指導計画に活用するために行う評価
⑤ 指導の過程で学習の進捗状況や成果を把握し判断して、その情報をその後の指導計画に活用するために行う評価

解説

　本問は、教育評価の分類について問われている。教育評価とは、「教育においてなされる様々な判断や決定のために、生徒や教師や諸々の教育環境に関する情報を収集して利用する活動」である。そして、教育評価は、指導の過程に対応して診断的評価、形成的評価、総括的評価の3つに分類される。診断的評価とは、新しい内容についての指導を始める前に、その内容を理解するために必要となる前提の知識や技能を有しているかについて判断するための評価のことである。形成的評価とは、指導過程の途中で、学習者の状態を把握し、必要に応じて軌道修正するための評価である。総括的評価とは、指導が完了した後にその効果や目標の達成度を把握し、指導の振り返りや追加指導、またはその次の指導への活用などを行うための評価のことである[1]。これを踏まえると、①と③は総括的評価、②と④は診断的評価に該当すると考えられる。よって、正答は⑤である。

① ×、② ×、③ ×、④ ×、⑤ ○

正答 ⑤

【引用・参考文献】
1) 南風原朝和：第9章　教育評価の方法. ベーシック現代心理学6.教育心理学（新版）(子安増生ほか). 有斐閣, 2003.

9. 感情及び人格
（3）人格の概念及び形成過程

> DSM-5の反社会性パーソナリティ障害の診断基準として、正しいものを1つ選べ。
>
> ① 10歳以前に発症した素行症の証拠がある。
> ② 他人の権利を無視し侵害する広範な様式で、14歳以降に起こっている。
> ③ 反社会的行為が起こるのは、統合失調症や双極性障害の経過中ではない。
> ④ 他人の権利を無視し侵害する広範な様式には、「自殺のそぶり、脅し」が含まれる。
> ⑤ 他人の権利を無視し侵害する広範な様式には、「衝動性、または将来の計画を立てられないこと」が含まれる。

解説

「精神疾患の診断・統計マニュアル 第5版（Diagnostic and Statistical Manual of Mental Disorders 5th Edition：DSM-5）」における反社会性パーソナリティ障害の診断基準の要約は以下のとおりである。

他人の権利を無視し侵害する広範な様式で、15歳以降にみられ、以下の3つ（またはそれ以上）を示す。(1)違法行為を繰り返す、(2)繰り返し嘘をつく偽名を使うなど自分の利益や快楽のために人をだます、(3)衝動性、または将来の計画を立てられない、(4)喧嘩または暴力を繰り返す、(5)自分または他人の安全を考えない無謀さ、(6)一貫して無責任で仕事を続けられない、経済的な義務を果たさないということを繰り返す、(7)良心の呵責の欠如。

また、これらが18歳以上の人にみられ、基本的特徴は小児期あるいは青年期早期より始まるため、15歳以前に発症した素行症の証拠があること、さらに統合失調症や双極性障害の経過中以外にもみられることが必要である。

以上のことから、正答は⑤とされたが、③もほぼ正答に近いといえる。そのため、選択肢が不明確との理由で、正解した受験者については採点対象に含め、不正解の受験者については採点対象から除外となった。

① ×、② ×、③ △、④ ×、⑤ ○

正答　⑤

【引用・参考文献】
1) American Psychiatric Association 編：DSM-5　精神疾患の診断・統計マニュアル（日本精神神経学会日本語版用語監，髙橋三郎ほか監訳）．医学書院，2014．

問29

1. 公認心理師としての職責の自覚
(3) 心理に関する支援を要する者（以下「要支援者」という。）等の安全の確保と要支援者の視点

ある人物の起こした1件の大きな事故の背後には、同一人物による軽度、重度の同様の事故が29件発生しており、さらにその背後には、事故にはならなかったが危ない状況が300件あることを示した事故発生モデルは何か、正しいものを1つ選べ。
① インシデント
② 危険予知モデル
③ スイスチーズモデル
④ スノーボールモデル
⑤ ハインリッヒの法則

解説

医療事故等を防ぐために事故発生モデルを知る必要がある。ハインリッヒ H.W.Heinrich は労働災害事例の統計を分析し、潜在的な災害とそれが顕在化する確率を「1：29：300」とした。300件の事故ではないがヒヤリとしたりハットしたりする危ない状況（インシデント）を認識し、未然に防ぐモデルとして医療現場で活用されているので、⑤が正答。③スイスチーズモデルは、事故は階層的な防護によって防ぐのだが、防護にはスイスチーズのように穴があり、エラーがいくつもの穴を通過した場合に事故が発生するとのモデル。④スノーボールモデルは、多職種が連携して働く組織においてエラーが連鎖すると、雪だるまが転がるように要支援者に近づくにつれて危険が増大するモデル。なお、②の危険予知モデルという用語はない。

① ×、② ×、③ ×、④ ×、⑤ ○

正答 ⑤

【引用・参考文献】
1) ハインリッヒ HW ほか：ハインリッヒ産業災害防止論（総合安全工学研究所訳）. 海文堂出版, 1982.
2) 畑村洋太郎：失敗学のすすめ. 講談社文庫, 2000.
3) 大山正ほか編：ヒューマンエラーの心理学. 麗澤大学出版会, 2001.

問30

22. 精神疾患とその治療
(1) 代表的な精神疾患の成因、症状、診断法、治療法、経過、本人や家族への支援

緊張病に特徴的な症状として、正しいものを1つ選べ。
① 昏迷
② 途絶
③ 観念奔逸
④ 情動麻痺
⑤ カタプレキシー

解説

① ◯ 緊張病や緊張型の統合失調症では精神運動興奮や緊張病性昏迷を特徴とする。

② ✕ 行動が突然フリーズして再開する現象。緊張型に限らず妄想型、破瓜型の統合失調症でもみられる。

③ ✕ 観念奔逸は次々に沢山の考えを思いつく現象で、躁うつ病・双極Ⅰ型障害にみられる。

④ ✕ 戦争、自然災害、交通事故、強姦など凄まじい感情的ストレスを体験した際に、思い出しても恐くなかったり、健忘を残したりする現象が情動麻痺で、心的外傷後ストレス障害（post traumatic stress disorder：PTSD）などトラウマに関連してみられる。慢性期の統合失調症にみられる陰性症状としての感情鈍麻や、梅毒による進行麻痺と混同しないよう注意が必要である。

⑤ ✕ カタレプシーは緊張病、緊張型の統合失調症にみられるが、カタプレキシーは笑ったり、驚いたり、怒ったりといったような突発的な激しい情動に伴って筋肉が脱力するナルコレプシーの症状を指す。

正答 ①

【引用・参考文献】
1）本多真：縮刷版 現代精神医学事典（加藤敏ほか編）. p488, 弘文堂, 2016.

問31

22. 精神疾患とその治療
(2) 向精神薬をはじめとする薬剤による心身の変化

オピオイドの副作用として頻度が高いものを1つ選べ。

① 下痢

② 疼痛

③ 流涎

④ せん妄

⑤ 錐体外路症状

解説

モルヒネなどのオピオイドはがん性疼痛の軽減など緩和ケアに不可欠な麻薬であるが、依存や幻覚妄想などの精神症状を呈することがあり、副作用を正しく把握しておくことが必要である。

① ✕ オピオイド鎮痛薬の三大副作用は、(1)便秘、(2)悪心・嘔吐、(3)眠気である。

② ✕ 疼痛を緩和する目的で投与される。

③ ✕ 唾液など分泌物の減少で口渇を呈する。退薬症状では流涎がみられることもある。

④ ◯ オピオイドはせん妄の直接因子となる。

⑤ ✕ 抗がん薬治療の副作用で嘔気が強い場合に、プロクロルペラジンなどのフェノチアジン系抗精神病薬が用いられることがあり、そうした抗精神病薬の副作用として錐体外路症状が出現することがあるが、オピオイドの副作用ではない。

【引用・参考文献】
1) 浦部晶夫ほか編：今日の治療薬2019. p980-985, 南江堂, 2019.

問32

23. 公認心理師に関係する制度
（1）保健医療分野に関する法律、制度

我が国の保険診療の制度について、正しいものを1つ選べ。
① 後期高齢者医療制度の対象は80歳以上である。
② 被保険者は保険医療機関に一部負担金を支払う。
③ 審査支払機関は企業・事業所に負担金を請求する。
④ 診療報酬は保険者から保険医療機関に直接支払われる。
⑤ 保険薬局は処方箋を交付した保険医療機関に薬剤費を請求する。

解説

わが国の保険診療制度に関しては、健康保険法によって定められている。健康保険法第74条の一部負担金に関する規定のなかで、「被保険者は、保険医療機関に一部負担金を支払なければならないこと」が明記されている。また、第76条により、審査支払機関（社会保険診療報酬支払基金および国民健康保険団体連合会）は、保険者（健康保険組合等）からの委任による医療機関の提出書類の不正や誤りをチェックする役割を担う。診療報酬等のお金の流れは以下に示す図のとおりである。

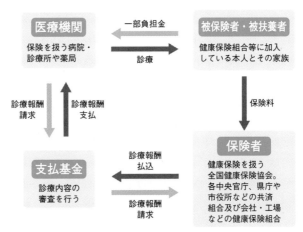

図 診療報酬等のお金の流れ

① × 75歳以上（一定の障害がある場合は65歳以上）が対象であるため、誤り。
② ○ 記述のとおり。病院に行った際に一部負担金（多くの場合、3割負担）を払っている人も多いと思う。
③ × 企業・事業所ではなく組合への請求であるため、誤り。

④ × 保険者からではなく支払基金から支払われるため、誤り。

⑤ × 保険薬局は支払機関に請求するため、誤り。

正答 ②

【引用・参考文献】
1）社会保険診療報酬支払基金ホームページ．https://www.ssk.or.jp/kikin.html より2020年1月20日検索

問33

23. 公認心理師に関係する制度
（5）産業・労働分野に関する法律、制度

ストレスチェック制度について、正しいものを1つ選べ。
① 事業者は、ストレスチェックの実施者を兼ねることができる。
② 事業者は、面接指導の結果を記録しておかなければならない。
③ 事業者は、労働者の同意がなくても、その検査の結果を把握することができる。
④ 医師による面接指導を実施するにあたり、情報通信機器を用いて行うことは認められていない。
⑤ 事業者は、一定程度以上の心理的な負担が認められる全ての労働者に対し医師による面接指導を行わなければならない。

解説

事業者（人事権を有する管理監督者など）が実施者になることはできず、ストレスチェック結果を労働者の同意なしに把握することはできないことから、①は誤りである。また、高ストレス者（一定程度以上の心理的な負担が認められる労働者）に対する医師による面接指導に際し、対面による面接のほか、情報通信機器を用いた面接を行うなど、労働者や労働状況にマッチした支援が必要不可欠であることから、④も誤りである。

また、高ストレス者に対する医師の面接指導について、労働者に課される義務ではなく任意であることから、⑤も誤りである。なお、労働者が面接指導を申し出た時点で、労働者はストレスチェック結果を事業者へ開示することへ同意したものとみなされるが、面接指導の申し出がなく、かつ同意がない場合、事業者は検査の結果を把握することはできないことから、③は誤りである。一方、面接指導を受けた際（結果の開示に同意した場合）、その結果などは事業者が記録・管理する必要がある。したがって、②は正しい。

① ×、② ○、③ ×、④ ×、⑤ ×

正答 ②

【引用・参考文献】
1）厚生労働省：労働安全衛生法に基づくストレスチェック制度実施マニュアル（平成27年5月；改訂平成28年4月；改訂令和元年7月）．
https://www.mhlw.go.jp/content/000533925.pdf より2020年1月19日検索．

24. その他（心の健康教育に関する事項等）
　（3）心の健康に関する知識普及を図るための教育、情報の提供

> 　学校における自殺予防教育について、最も適切なものを1つ選べ。
> ①　プログラムは地域で共通のものを使用する。
> ②　学級づくりのできるだけ早い段階に実施する。
> ③　目標は早期の問題認識及び援助希求的態度の育成である。
> ④　いのちは大切なものであるという正しい価値観を提供する。
> ⑤　自殺のリスクを抱える児童生徒のプログラム参加は避ける。

解説

　自殺対策基本法第17条に基づき、学校では自殺予防の取り組みがなされている。文部科学省によると、学校における自殺予防教育の目的は、「早期の問題認識（心の健康）と援助希求態度の育成」であり、その実施には、(1) 関係者間の合意形成、(2) 適切な教育内容、(3) ハイリスクの子どものフォローアップの3点が前提条件となる。

　加えて、「構成員が安心感を抱き相互にサポートし合う雰囲気が育っている」ことが求められている。また、ハイリスクな子どもにとっては、「正しい価値観」を提供されることが、かえって「自分の苦しさを誰もわかってくれない」という孤立感を深める恐れがあると考えられるため、推奨されていない。したがって、③が適切といえる。

①　×、②　×、③　○、④　×、⑤　×

正答　③

【引用・参考文献】
1) 文部科学省：子供に伝えたい自殺予防－学校における自殺予防教育導入の手引（平成26年7月）.
http://www.mext.go.jp/a_menu/shotou/seitoshidou/__icsFiles/afieldfile/2018/08/13/1408017_002.pdf より2019年11月23日検索.

1. 公認心理師としての職責の自覚
（1）公認心理師の役割

　　公認心理師法について、<u>誤っているもの</u>を1つ選べ。
① 秘密保持義務についての規定がある。
② 信用失墜行為に対しては罰則が規定されている。
③ 主務大臣は文部科学大臣及び厚生労働大臣である。
④ 国民の心の健康の保持増進に寄与することが目的である。
⑤ 公認心理師は、心理に関する支援を要する者の心理状態を観察し、その結
果の分析を行う。

解説

　公認心理師法において、②の信用失墜行為に対して罰則は規定されておらず、この文章が誤っているものとなる。①③④⑤は正しい。

　公認心理師法の該当箇所は以下である。

（信用失墜行為の禁止）

　第40条　公認心理師は、公認心理師の信用を傷つけるような行為をしてはならない。

（秘密保持義務）

　第41条　公認心理師は、正当な理由がなく、その業務に関して知り得た人の秘密を漏らしてはならない。公認心理師でなくなった後においても、同様とする。

　第46条　第41条の規定に違反した者は、1年以下の懲役又は30万円以下の罰金に処する。

　2　前項の罪は、告訴がなければ公訴を提起することができない。

① ○、② ×、③ ○、④ ○、⑤ ○

正答　②

> Alzheimer 型認知症の患者に対して公認心理師が実施するものとして、<u>不適切なもの</u>を1つ選べ。
> ① ADAS
> ② 回想法
> ③ COGNISTAT
> ④ ケアプラン原案の作成
> ⑤ 認知症ケアパスへの参加

解説

① ○ ADAS（Alzheimer's Disease Assessment Scale：アルツハイマー病評価スケール）は、認知症の重症度判定スケールの1つ。Alzheimer 型認知症の経過、中核症状である記憶を中心とした治療効果の評価にも応用される。

② ○ 認知症患者一般に記銘力障害が中核症状であるが、過去の記憶は保たれているケースが多い。回想法による共感、支持などにより社会性改善が期待される。

③ ○ COGNISTAT（Neurobehavioral Cognitive Status Examination）は、認知症の重症度判定スケールの1つ。覚醒水準、見当識、記憶、言語などを総合的に評価し、認知症プロフィールが把握しやすい。

④ × 介護保険サービスを受ける際に、利用者の介護認定による介護給付費に基づいたケアプラン作成、マネージメントは、介護支援専門員（ケアマネジャー）の重要な仕事である。公認心理師の役割ではないため、不適切である。

⑤ ○ 認知症ケアパスの初動体制である認知症初期支援チームへの公認心理師の参加による、心理的な評価、助言などは極めて有用である。

正答 ④

7. 知覚及び認知
（2）人の認知・思考の機序及びその障害

　メタ記憶的活動のうち、記憶モニタリング（メタ認知的モニタリング）の下位
過程として、<u>不適切なもの</u>を1つ選べ。
① 保持過程
② 確信度判断
③ 既知感判断
④ 学習容易性判断
⑤ ソースモニタリング判断

解説

　本問は、認知心理学における記憶に関連する知識が問われている。何かしらの記憶課題が与えられた際に、我々は、課題の要求を理解し、難易度に応じた記銘方略を使い、できるかぎり効率的に覚えようと行動すると考えられるが、このような記憶課題遂行の意図的な制御のことをメタ記憶（記憶についての記憶）と呼ぶ[1]。このメタ記憶は我々の知的活動に活用されており、何らかの課題を行っている最中には、自らの心的活動の状態をとらえる記憶モニタリング（メタ認知的モニタリング）が行われている[2]。記憶モニタリングとは、メタ記憶判断（メタ認知的判断）とも呼び、ある事柄についての自分の記憶の状態に対する評価のことである[3]。

　メタ認知的判断には、「学習容易性判断（記憶すべき内容の難易度についての評価）」「確信度判断（問われた際に想起した答えを正しいと思う程度）」「既知感判断（思い出せないけれども、その答えを知っていると思う程度）」「ソースモニタリング判断（その記憶の情報の元は何であったかについての判断）」などがある。よって、不適切なのは①である。

① ×、② ○、③ ○、④ ○、⑤ ○

正答　①

【引用・参考文献】
1）山根嵩史ほか：記憶課題における学習容易性判断に関する手がかり利用仮説の検討．認知心理学研究13(2)：47-57, 2016.
2）小森三恵：モニタリングの機能と測度－心の働きを見つめるまなざし．千里金蘭大学紀要 9：93-102, 2012.
3）谷上亜紀：問題の難易度に関する情報が確信度判断およびFOK判断に及ぼす効果．心理学研究73(3)：243-250, 2002.

6. 心理学に関する実験
(2) 実験データの収集とデータ処理

半構造化面接について、<u>不適切なもの</u>を1つ選べ。
① 質問紙型の面接ともいわれる。
② 質問を追加することができる。
③ 面接の前に質問項目を用意する。
④ 構造化の程度による面接区分の一種である。
⑤ 対象者の反応に応じ、質問の順番を変更する。

解説

　調査面接は、その構造化の程度によって「構造化面接」「半構造化面接」「非構造化面接」と区分されている（④）。設問の半構造化面接は心理学研究における面接調査において使用される頻度が最も高い面接法である。ちなみに精神医学研究や商品開発においては構造化面接が、文化人類学や民俗学においては非構造化面接が使われることも多い。

　半構造化面接においては、あらかじめ質問内容や質問項目を決めておく（③）ものの、対象者の反応に応じて質問の順番の変更（⑤）や、内容の追加（②）、質問の仕方を随時変えることもあり、質問紙型の面接とはいわれない（①）。

　以上から、正答は①である。
① ×、② ○、③ ○、④ ○、⑤ ○

正答 ①

【引用・参考文献】
1）福島哲夫責任編集：公認心理師必携テキスト. p86, 学研メディカル秀潤社, 2018.

1. 公認心理師としての職責の自覚
(4) 情報の適切な取扱い

学校生活での悩みを持つ思春期のクライエントとの面接に関して、保護者への情報提供に関係する対応として、<u>不適切なもの</u>を1つ選べ。
① 事前に、秘密や記録の扱いについて関係者と合意しておく。
② 保護者から情報提供の依頼があったことをクライエントに知らせ、話し合う。
③ クライエントの意向にかかわらず、秘密保持義務を遵守するために、保護者からの依頼を断る。
④ 相談面接において、特に思春期という時期に秘密が守られることの重要性について、保護者に説明する。
⑤ 保護者に情報提供することで、保護者からの支援を受けられる可能性があるとクライエントに説明する。

解説

公認心理師法第41条により、秘密保持の義務が課されている。その一方で、法42条第1項では、関係者との連携も義務づけられている。

思春期のクライエントとの面接では、保護者の理解と協力を得ることが必要になる場合がある。本ケースのように、学校生活に関する悩みであることを踏まえると、保護者が学校とのやりとりをすることも想定される。そのため、情報提供の必要性、情報の扱い方や伝え方などについて、公認心理師とクライエントおよび関係者との間でインフォームド・コンセントを得る必要がある。

本問題では、①②⑤がインフォームド・コンセントに関する説明にあたるため、適切であるといえる。④は、秘密保持の観点から適切であるといえる。③は、クライエントの意向がある場合は守秘義務の例外にあたるため、依頼に応じることができる。そのため、③が不適切といえる。

① 〇、② 〇、③ ×、④ 〇、⑤ 〇

正答 ③

 背景的知識

情報提供に関して、クライエントやその関係者から依頼があった場合、直ちに応じるのではなく、なぜそのような事態が生じたのかをアセスメントし、公認心理師としてのケース理解を踏まえて依頼に応じることが望ましい。

【引用・参考文献】
1）福島哲夫編集責任：公認心理師必携テキスト. p2-37, 学研メディカル秀潤社, 2018.

問40

23. 公認心理師に関係する制度
（5）産業・労働分野に関する法律、制度

> 育児休業、介護休業等育児又は家族介護を行う労働者の福祉に関する法律について、誤っているものを1つ選べ。
> ① 配偶者が専業主婦(主夫)の場合は育児休業を取得できない。
> ② 3歳に満たない子を養育する従業員について、労働者が希望すれば短時間勤務制度を利用できる。
> ③ 従業員からの申出により、子が1歳に達するまでの間、申し出た期間、育児休業を取得できる。
> ④ 夫婦で取得するなど、一定の要件を満たした場合、子が1歳2か月になるまで育児休業を取得できる。
> ⑤ 3歳に満たない子を養育する従業員から申出があった場合、原則として所定外労働をさせることはできない。

解説

育児・介護休業法は平成29年10月に改正されており、改正点を整理しておくことが解答のポイントである。主な改正ポイントは、配偶者も子育てができる職場環境の構築

を目指したことである。具体的には、「父母がともに育児休業を取得する場合、1歳2か月までの間に、1年間育児休業を取得可能とする（パパ・ママ育休プラス）」が新たに制定された点である。これによって、子が1歳2か月に達するまでの間、配偶者も育児休暇を取得することが可能となった。

　したがって、①は配偶者も育児休業を取得することができるため、誤りである。③は1歳に達するまでの間と規定されているため、正しい。また、②に関しては、「その3歳に満たない子を養育する労働者であって育児休業をしていないものに関して、厚生労働省令で定めるところにより、労働者の申出に基づき所定労働時間を短縮することにより当該労働者が就業しつつ当該子を養育することを容易にするための措置を講じなければならない」と定められており、3歳まで短時間勤務制度の利用は可能であるため、正しい。④はいわゆるパパ・ママ育休プラス（父母がともに育児休業を取得する場合には、休業取得可能期間を延長するという法改正の愛称：2010年改正）と呼ばれる制度であるため，正しい。また、3歳に満たない子を養育する場合は、労働組合の協定による定めがある場合を除き、所定外労働をさせることができないと明記されているため、⑤は正しい。
① ×、② ○、③ ○、④ ○、⑤ ○

正答　①

問41

21. 人体の構造と機能及び疾病
（2）心理的支援が必要な主な疾病

> 　右利きの者が右中大脳動脈領域の脳梗塞を起こした場合に、通常はみられないものを1つ選べ。
> ① 失語症
> ② 左片麻痺
> ③ 全般性注意障害
> ④ 左半身感覚障害
> ⑤ 左半側空間無視

解説

　右中大脳動脈領域の脳梗塞を起こした場合、一般に、反対側の運動麻痺（上下肢ともに起こるが上肢に強い場合が多い）、感覚障害が起こる。これは、大部分の下行性神経線維が延髄の錐体で交差して下行するためである。そのため、延髄より上位（中枢）の病変では、反対側の障害がみられる。

　高次脳機能障害としては、半側空間無視、注意障害などが起こる。これは、ヒトの大脳半球の左右への機能分化（側性化：lateralization）による。右利きの者の大半において、右半球で最も優位性が確実なのは空間性注意機能である。言語性優位半球は左半球である。よって、①失語症は一般に左半球の障害で起こるため、誤りである。
① ×、② ○、③ ○、④ ○、⑤ ○

正答　①

【引用・参考文献】
1）石合純夫：概説高次脳機能障害の定義－病巣と症候の整理－．The Japanese Journal of Rehabilitation Medicine 51：771-773, 2014.

> 　児童相談所の業務内容として、<u>誤っているもの</u>を1つ選べ。
> ①　親権者の同意を得て特別養子縁組を成立させる。
> ②　必要に応じて家庭から子どもを離して一時保護をする。
> ③　親権者の同意を得て児童福祉施設に子どもを入所させる。
> ④　子どもに関する専門性を要する相談を受理し、援助を行う。
> ⑤　市区町村における児童家庭相談への対応について必要な援助を行う。

解説

　厚生労働省の児童相談所運営指針では、基本的機能として、(1) 市町村による児童家庭相談への対応について、市町村相互間の連絡調整、市町村への情報の提供や必要な援助を行う市町村援助機能、(2) 子どもに関する家庭その他からの相談のうち、専門的な知識および技術を必要とするものについて、専門的な角度から総合的に調査、診断、判定し、それに基づいて援助指針を定め、自らまたは関係機関等を活用し一貫した子どもの援助を行う相談機能、(3) 必要に応じて子どもを家庭から離して一時的に保護する一時保護機能、(4) 子どもまたはその保護者を児童福祉司、児童委員、児童家庭支援センター等に指導させたり、子どもを児童福祉施設、指定医療機関に入所させ、または里親に委託する等の措置機能を定めている。よって、②③④⑤は正しい。

　また、特別養子縁組とは、養親になることを望む夫婦の請求に対し、実親の同意・養親の年齢・養子の年齢・養親となる人が養子となる子と6か月以上一緒に暮らしている（半年間の監護）という要件を満たす場合、監護状況を考慮したうえで家庭裁判所の決定を受けることで成立する。児童相談所は相談のあった夫婦に対して、研修を行ったり、子どもを紹介することはできるが、成立をさせることはできないので、①は誤り。

①　×、②　○、③　○、④　○、⑤　○

正答　①

【引用・参考文献】
1) 厚生労働省：児童相談所運営指針. 第1章　児童相談所の概要.
　　https://www.mhlw.go.jp/bunya/kodomo/dv11/01-01.html より2019年11月11日 検索.
2) 厚生労働省：特別養子縁組制度について.
　　https://www.mhlw.go.jp/stf/seisakunitsuite/bunya/0000169158.html より12月15日検索.

23. 公認心理師に関係する制度
（3）教育分野に関する法律、制度

教育基本法第2条に規定される教育の目標として、<u>誤っているもの</u>を1つ選べ。
① 勤労を重んずる態度を養う。
② 自主及び自律の精神を養う。
③ 豊かな情操と道徳心を養う。
④ 個性に応じて進路を選択する能力を養う。
⑤ 他国を尊重し、国際社会の平和と発展に寄与する態度を養う。

解説

　教育基本法は、教育分野で活動する心理師にとって十分に把握しておきたい法律である。その第2条では、教育の目的として、「豊かな情操と道徳心」「自主及び自律の精神」「勤労を重んじる態度」「環境の保全に寄与する態度」「伝統と文化を尊重」「国際社会の平和と発展に寄与する態度」等に言及している。「個人の価値を尊重して、その能力を伸ばし」との文章はあるが、「個性に応じて進路を選択する能力を養う」という表現はない。よって、誤っているものは④となる。

① ○、② ○、③ ○、④ ×、⑤ ○

正答 ④

【引用・参考文献】
1）金子和夫監，津川律子ほか編：心の専門家が出会う法律【新版】．誠信書房，2016．

18. 教育に関する心理学
（2）教育現場における心理社会的課題と必要な支援

スクールカウンセラーに求められる役割として、最も適切なものを1つ選べ。
① チーム学校の統括
② 児童生徒への学習指導
③ 教職員へのスーパービジョン
④ 心理的問題などへの予防的対応

解説

　文部科学省によると、スクールカウンセラーの役割は、「1. 児童生徒に対する相談・助言、2. 保護者や教職員に対する相談（カウンセリング、コンサルテーション）、3. 校内会議等への参加、4. 教職員や児童生徒への研修や講話、5. 相談者への心理的な見立てや対応、6. ストレスチェックやストレスマネジメント等の予防的対応、7. 事件・事故等の緊急対応における被害児童生徒の心のケア」[1]とされている。①の統括は学校長、②の学習指導は教員が担う役割であるため、不適切である。③のスーパービジョンは、同職種間で行われる上下関係を伴う指導のことであるため、不適切である。④は適切である。したがって、正答は④となる。

① ×、② ×、③ ×、④ ○　　　　　　　　　　　　　　

【引用・参考文献】
1) 文部科学省教育相談等に関する調査研究協力者会議：2　スクールカウンセラーについて．児童生徒の教育相談の充実について－生き生きとした子どもを育てる相談体制づくり（報告）（平成19年7月）．
　http://www.mext.go.jp/b_menu/shingi/chousa/shotou/066/gaiyou/attach/1369846.htm より2019年11月23日検索.

問45　**14. 心理状態の観察及び結果の分析**
（6）適切な記録、報告、振り返り等

　　SOAP 形式の診療録の記載内容について、正しいものを1つ選べ。
①　S に神経学的所見を記載する。
②　O に患者が話したことを記載する。
③　A に検査データを記載する。
④　P に今後のマネージメントの計画を記載する。

解説

　SOAP 形式とは問題志向型診療録（problem-oriented medical record：POMR）の記録形式であり、SOAP の S は主観的データ（Subjective data）、O は客観的データ（Objective data）、A は評価（Assessment）、P は計画（Plan）の頭文字を表す。この形式は、医師、看護師、作業療法士、心理師など幅広い職種の記録に用いられる。S には患者の話や訴えなど主観的な情報を記載し、O には身体診察や検査から得られた客観的な情報を記載する。S と O の情報を元にした評価を A に記載し、S,O,A を元にした計画を P に記載する。したがって、問題中の神経学的所見や検査データは O、患者が話したことは S に記載されるべきである。今後のマネージメント計画は P に記載されるべきものであり、正答は④である。

① ×、② ×、③ ×、④ ○　　　　　　　　　　　　　　

【引用・参考文献】
1) 南学正臣総編集：改訂第9版 内科学書 Vol.1 内科学総論，臨床症状. p133，中山書店, 2019.

問46

23. 公認心理師に関係する制度
　（2）福祉分野に関する法律、制度

> 「就労継続支援 B 型」について、正しいものを1つ選べ。
> ①　50歳未満であれば対象となる。
> ②　一般就労のために必要な訓練が行われる。
> ③　障害基礎年金を受給している者は対象とならない。
> ④　障害者のうち、雇用契約に基づく就労が可能な者が対象となる。

解説

　就労継続支援 B 型は非雇用型ともいわれ、雇用契約に基づく就労が困難である者に対して、就労の機会の提供および生産的活動の機会の提供、その他一般就労に必要な知識や技術の向上のための訓練、その他の必要な支援をする場である。利用対象は、（1）就労経験があり、年齢や体力面で一般企業に雇用されることが困難となった人、（2）就労移行支援事業を利用したが就労に結びつかなかった人、（3）50歳に達している者または障害基礎年金1級受給者、（4）（1）〜（3）に該当しない者で、就労関連事業所によるアセスメントにより、就労面に係る課題等の把握が行われている者とされている。したがって、②が正しい。①③は利用対象条件より、誤りである。④は就労継続支援 A 型の説明であり、誤りである。

①　×、②　○、③　×、④　×

正答　②

【引用・参考文献】
1) 厚生労働省：障害者の就労支援対策の状況.
　https://www.mhlw.go.jp/stf/seisakunitsuite/bunya/hukushi_kaigo/shougaishahukushi/service/shurou.html より2019年12月17日検索
2) 厚生労働省：障害者福祉施設における就労支援の概要.
　https://www.mhlw.go.jp/file/05-Shingikai-11801000-Shokugyounouryokukaihatsukyoku-Soumuka/0000032713.pdf より2019年12月17日検索
3) WAM NET（独立行政法人福祉医療機構）：障害者福祉サービス紹介.
　https://www.wam.go.jp/content/wamnet/pcpub/syogai/handbook/service/c078-p02-02-Shogai-22.html より2019年12月17日検索

問47

22. 精神疾患とその治療
　（1）代表的な精神疾患の成因、症状、診断法、治療法、経過、本人や家族への支援

> 　アレキシサイミア傾向の高い心身症患者の特徴について、正しいものを1つ選べ。
> ①　身体症状より気分の変化を訴える。
> ②　ストレスを自覚しにくいことが多い。
> ③　身体症状を言葉で表現することが難しい。
> ④　空想や象徴的な内容の夢を語ることが多い。

解説

　アレキシサイミア（失感情症）はシフネオス P.E.Sifneos により提唱された概念であり、心的葛藤を言語化することが難しいこと、情動を感じることが困難で想像力に乏しく、またそれを言語的に表現することが困難（ファンタジーや夢の世界に言及することも難しい）であること、表情は硬く、カウンセリングをはじめとした面接のやり取りも難しい（例えば、カウンセリング場面では、身体症状のみを訴え続ける）ことなどが特徴として挙げられる。こうした特徴から、①気分の変化を訴えること、③身体症状を言葉で表現することが難しいこと、④空想や象徴的な内容の夢を語ることは誤りであり、②が正しい。

① ×、② ○、③ ×、④ ×

正答　②

【引用・参考文献】
1）村上嘉津子：アレキシサイミア（アレキシシミア）．心理臨床大事典（氏原寛ほか編）．p878-849，培風館，2013．

問48

15. 心理に関する支援（相談、助言、指導その他の援助）
（1）代表的な心理療法並びにカウンセリングの歴史、概念、意義及び適応

　　　心理面接における沈黙について、<u>誤っているもの</u>を1つ選べ。
　①　沈黙の受け取り方は文化によって多様である。
　②　沈黙はクライエント自身の内的探索を阻害する。
　③　沈黙はクライエントの不快さを増大させることがある。
　④　沈黙によってクライエントに共感を伝えることもできる。

解説

　心理面接における沈黙は、学派やセラピスト、さらにはクライエントの特性やセラピーの段階や時期によっても意味が異なる場合が多いので、慎重な対応が必要である。また、①のように文化によっても受け取られ方は違っており、日本では一般的な社会場面でも沈黙は比較的肯定的に、欧米では否定的に捉えられる場合も多い。

　しかしながら、②のように、心理面接において沈黙が「クライエント自身の内的探索を阻害する」と捉える学派やセラピストはほぼないといってよい。反対に③の「クライエントの不快さを増大させることがある」は、学派によって対応は違うものの共通する認識であるといえる。そして④は、特に日本の心理面接においては、共感を言葉にして伝えるよりも、適度な沈黙によって受け止めることでかえって共感が伝わると主張するセラピストも多い。

　以上から、②が誤っており、正答となる

① ○、② ×、③ ○、④ ○

正答　②

 解答のポイント

　心理面接における非言語的（ノンバーバル）な部分をどのように捉え、考え、対応するかは自分が学んできた学派によって、大きく異なる場合がある。しかし、公認心理師にとっ

ては、「どの学派が正しいか」という視点よりも、「多様なクライエントの多様な心理に関する支援をする」という公認心理師本来の視点をもてれば、このような問題を正答できる。

問49

1. 公認心理師としての職責の自覚
（2）公認心理師の法的義務及び倫理

　心理的支援を要する者へ多職種チームで対応する際に、公認心理師が留意すべき点として、<u>不適切なもの</u>を1つ選べ。
① 要支援者もチームの一員とみなす。
② 要支援者の主治医の指示を確認する。
③ 多重関係に留意しながら関連分野の関係者と連絡を取り合う。
④ チームに情報を共有するときには、心理学の専門用語を多く用いる。

解説

　心理的支援において多職種チームでの対応は、公認心理師として特に重視されている点である。この際に、①要支援者もチームの一員とみなして、「協働的関係」で取り組むことが大切である。また、②要支援者の主治医の指示を確認することも必須である。ただし、この場合の主治医は、心理に関する問題についての主治医であり、それ以外の身体病の主治医等は該当しない。

　③多重関係に留意しながら関連分野の関係者と連絡を取り合うことも重要である。この場合の多重関係とは、例えば多職種チームのメンバー同士がたまたま以前からの知り合いであったり、わが子の担任の教師（もしくは担当医）であったりするなどの場合を指す。

　④情報共有の際の「視点」は専門的である必要があるが、用語はできるだけ専門用語を避け、他職種に理解しやすいよう心掛ける必要がある。

　以上から、④が不適切であり、正答となる。

① ○、② ○、③ ○、④ ×

正答　④

 解答のポイント

　心を落ち着けて、ゆっくりと考えることで、正答にたどり着けるタイプの設問といえるだろう。あるいは、迷ったら「極端な表現の選択肢を避ける（誤りとする）」という方針も有効である。

公認心理師法について、正しいものを<u>2つ</u>選べ。

① 公認心理師の登録を一旦取り消されると、再度登録を受けることはできない。

② 公認心理師は、心理に関する支援を要する者から相談の求めがあった場合にはこれを拒んではならない。

③ 公認心理師は、その業務を行ったときは、遅滞なくその業務に関する事項を診療録に記載しなければならない。

④ 公認心理師は、心理に関する支援を要する者に当該支援に係る主治の医師があるときは、その指示を受けなければならない。

⑤ 公認心理師は、公認心理師法に規定する公認心理師が業として行う行為に関する知識及び技能の向上に努めなければならない。

解説

　毎回必ず出題されると思われる、公認心理師法に関する出題である。特にその登録と業務に関する条文は暗記している必要がある。

① × 公認心理師法の第3条の4（欠格事由）に「登録を取り消され、その取消しの日から起算して2年を経過しない者」は登録を受けることができないとされている。つまり、取り消されても2年を経過し、（試験に合格すれば）再度登録を受けることができる。

② × 医療職の規定にはあるが、公認心理師の規定にはない。

③ × 医療職の規定にはあるが、公認心理師の規定にはない。

④ ○ 公認心理師法第42条の2に定められている。

⑤ ○ 公認心理師法第43条に定められている。

正答 ④、⑤

3. 多職種連携・地域連携
   多職種連携・地域連携の意義及びチームにおける公認心理師の役割
11. 社会及び集団に関する心理学
   （3）家族、集団及び文化が個人に及ぼす影響
12. 発達
   （5）高齢者の心理社会的課題と必要な支援
15. 心理に関する支援（相談、助言、指導その他の援助）
   （4）良好な人間関係構築のためのコミュニケーション
16. 健康・医療に関する心理学
   （2）医療現場における心理社会的課題と必要な支援
21. 人体の構造と機能及び疾病
   （2）心理的支援が必要な主な疾病

緩和ケアにおける家族との関わりについて、正しいものを2つ選べ。
① グリーフケアは家族には行わない。
② リビングウィルの表明には家族の承諾が必要である。
③ 患者の死後、遺族へは励ましの言葉がけが最も有効である。
④ アドバンス・ケア・プランニングに家族も参加することが望ましい。
⑤ レスパイトは家族の看護疲れを緩和するために患者が入院することである。

解説

① × グリーフ（悲嘆）は喪失に対する情動的反応で、さまざまな感情的、認知的、行動的、身体的反応を含み、患者と家族の両者に経験される。ケアの対象には家族も含まれる。

② × リビングウィルは、患者が意識や判断能力の回復が見込めない状態になった場合に生命維持治療を望むかについて家族や医療者に知らせる書面を指す。臨床的には家族との相談や共有が得られていることが望ましくはあるものの、意思表示という観点では承諾がなければ表明できないものではない。

③ × 患者との死別後、家族は、喪失の悲しみやその人を求める思慕の気持ちなどの感情的反応を経験しながら、故人との新たな関係性を構築する過程を時間をかけて歩む。そのため、その過程を急がせるような励ましの言葉は適切ではない場面が多い。

④ ○ アドバンス・ケア・プランニングは、患者が望む医療やケアについて、患者・家族と医療者が前もって考え、繰り返し話し合い、共有する取組みを指す。生活や価値観を踏まえながら、情報共有を経た合意に向かう相談のプロセスが重要視される。

⑤ ○ 在宅療養を継続している患者の介護者が一時的な外出などで介護ができない期間の入院や、介護者の負担感の軽減などを目的に行われる患者の入院をレスパイトと呼ぶ。レスパイトは休息や一時休止という意味をもち、介護者の支援システムの1つである。

正答　④、⑤

　障害を理由とする差別の解消の推進に関する法律について、正しいものを2つ
選べ。
① 適切な配慮を行うためには医師の意見書が必要である。
② 行政機関は合理的な配慮をするように努めなければならない。
③ 対象者の性別、年齢及び障害の状態に応じた配慮が行われる。
④ 対象となる障害には身体障害、知的障害、精神障害及び発達障害が含まれる。
⑤ 事業者は、差別解消の配慮は負担の軽重にかかわらず必要があれば行わな
　ければならない。

解説

　「障害を理由とする差別の解消の推進に関する法律」は、障害を理由とする差別の解
消を推進し、障害の有無によって分け隔てられることなく、相互に人格と個性を尊重し
合いながら共生する社会の実現に資することを目的として、平成25年6月に制定、平成
28年4月1日から施行された。

① × この法律のなかで、医師の意見書が必要である旨は記載されていない。

② × 行政機関は、必ず配慮をする必要はなく、「障害者から現に社会的障壁の除去を
　必要としている旨の意思の表明があった場合において、(中略) 必要かつ合理的
　な配慮をしなければならない。」(第7条：行政機関等における障害を理由とする
　差別の禁止)

③ ○ 行政機関および事業者は、「当該障害者の性別、年齢及び障害の状態に応じ」た配
　慮が求められている(第7条：行政機関等における障害を理由とする差別の禁止・
　第8条：事業者における障害を理由とする差別の禁止)。

④ ○ この法律における障害とは、「身体障害、知的障害、精神障害(発達障害を含む。)
　その他の心身の機能の障害」である(第2条：定義)。

⑤ × 事業者は、「負担が過重でないときは(中略)配慮をするように努めなければなら
　ない。」(第8条：事業者における障害を理由とする差別の禁止)

正答　③、④

【引用・参考文献】
1）内閣府：障害を理由とする差別の解消の推進.
　https://www8.cao.go.jp/shougai/suishin/sabekai.html より2019年12月10日検索.
2）内閣府：障害を理由とする差別の解消に関する法律.
　https://www8.cao.go.jp/shougai/suishin/law_h25-65.html より2019年12月10日検索.

　　生活習慣病やその対応について、正しいものを2つ選べ。
① 心理的支援は、準備期以降の行動変容ステージで行われる。
② 腹囲に反映される内臓脂肪型肥満が大きな危険因子になる。
③ 問題のある生活習慣のリスクを強調することにより、必要な行動変容が進む。
④ メタボリック症候群の段階で行動変容を進めることが、予後の改善のために重要である。
⑤ ライフスタイルの問題によって引き起こされる疾患であるため、薬物療法の効果は期待できない。

解説

　生活習慣病とは、食事、運動、喫煙、飲酒、ストレスなどの生活習慣が関与し発症の原因となる疾患の総称である。具体的には、糖尿病、脂質異常症、高血圧、肥満などが挙げられる。

① ✕　準備期とは、近い将来、生活習慣を改善しようという意図がある状態である。生活習慣病の予防には、準備期以前の、前熟考期や熟考期を含めた支援が必要である。

② ◯　内臓脂肪型肥満は、コレステロールや血糖値の上昇、動脈硬化を誘発するため、生活習慣病の大きな危険因子となる。

③ ✕　行動変容において、リスクを強調させる方略は、脅威アピール（fear appeal）と呼ばれている。特に初期ステージにおいては、リスクを強調するのみでは抵抗を示す場合があるため注意が必要である。

④ ◯　メタボリック症候群とは、腹囲にて計測される内臓脂肪蓄積に加え、脂質異常、高血圧、高血糖のうち2つ以上を合併した状態である。生活習慣の改善により、将来的に起こりうる重篤な疾病を予防することにつながる。

⑤ ✕　生活習慣病の原因の多くは生活習慣であるため、生活習慣の改善によって疾病の発症や進行を予防することができるとされているが、糖尿病、脂質異常症、高血圧などと診断された場合には、必要に応じて薬物療法も行われる。

正答　②、④

【引用・参考文献】
1）厚生労働省：e-ヘルスネット「生活習慣病」.
　　https://www.e-healthnet.mhlw.go.jp/information/dictionary/metabolic/ym-040.html より2019年12月10日検索.
2）日本臨床内科医会：肥満と生活習慣病.
　　http://www.japha.jp/doc/byoki/036.pdf より2019年12月10日検索
3）竹中晃二編：運動と健康の心理学. 朝倉書店, 2012.
4）メタボリックシンドローム診断基準検討委員会：メタボリックシンドロームの定義と診断基準. 日本内科学会雑誌 94：188-203, 2005.

24. その他（心の健康教育に関する事項等）
（3）心の健康に関する知識普及を図るための教育、情報の提供

> 　二次的外傷性ストレス［Secondary Traumatic Stress〈STS〉］による反応について、正しいものを<u>2つ</u>選べ。
> ① 幼児期のトラウマ体験を原因とする。
> ② フラッシュバックを呈することがある。
> ③ 被害者の支援活動をしている人に生じる。
> ④ 回復には年単位の時間を要することが多い。
> ⑤ 不安発作の反復を恐れ、社会的活動が制限される。

解説

　二次的外傷性ストレス（secondary traumatic stress：STS）とは、二次受傷とも呼ばれ、外傷体験を負った人の話に耳を傾けることで生じる被害者と同様の外傷性ストレス反応を指し、「代理受傷」「共感性疲労」「外傷性逆転移」と呼ばれる現象の総称である。この定義によると、幼児期のトラウマが原因ではないので、①は誤りであり、被害者の話を聞く機会の多い援助職に起こりやすいとされているので、③は正しい。

　また、STS の特徴として「心的外傷後ストレス障害（PTSD）とほぼ同様の症状が現れる」「何の前触れもなく突然起こる」「無力感や困惑、孤立無援感がある」「回復のペースは早い」とされている。「精神疾患の診断・統計マニュアル 第5版（Diagnostic and Statistical Manual of Mental Disorders 5th Edition：DSM-5）」による心的外傷後ストレス障害（post traumatic stress disorder：PTSD）の診断基準にはフラッシュバックが含まれるため、②は正しい。上述のように回復のペースは早いので、④は誤り。⑤はパニック症 / パニック障害（panic disorder）についての記述なので、誤り。

① ×、② ○、③ ○、④ ×、⑤ ×

正答　②、③

【引用・参考文献】
1）犯罪被害者のメンタルヘルス情報ページ.
　　http://victims-mental.umin.jp/index.html より2019年11月22日検索.
2）日本トラウマティック・ストレス学会.
　　http://www.jstss.org/ より2019年11月22日検索
3）American Psychiatric Association 編：DSM-5 精神疾患の診断・統計マニュアル（日本精神神経学会日本語版用語監，髙橋三郎ほか監訳）. 医学書院, 2014.

問55

23. 公認心理師に関係する制度
（4）司法・犯罪分野に関する法律、制度

> 虞犯について、正しいものを2つ選べ。
> ① 虞犯少年とは14歳以上の者をいう。
> ② 虞犯少年は少年院送致の処分を受けることがある。
> ③ 虞犯という概念は少年に限らず、成人にも適用される。
> ④ 虞犯少年とは、将来罪を犯すおそれのある少年のことをいう。
> ⑤ 虞犯少年は児童相談所における措置は受けるが、家庭裁判所には送致されない。

解説

　少年法第3条では、(1)罪を犯した少年（犯罪少年；14歳以上）、(2)14歳に満たないで刑罰法令に触れる行為をした少年（触法少年）、(3)その性格や環境に照らして、将来罪を犯し、または刑罰法令に触れる行為をする虞（おそれ）のある少年（虞犯少年）を、家庭裁判所の審判に付するとしている。よって、虞犯少年は14歳以上も以下も該当するため、①は誤り。

　虞犯少年は少年院送致の処分を受けることがあるため、②は正しい。虞犯は少年法における規定であり20歳に満たない年齢が対象となるため、③は誤り。虞犯少年は将来罪を犯すおそれのある少年であるため，④は正しい。家庭裁判所での審判に付されるため、⑤は誤り。なお、少年法と関連する法律として、少年鑑別所法、少年院法も重要である。
①×、②○、③×、④○、⑤×

　　　　　　　　　　　　　　　　　　　　　　　　　　　　　正答　②、④

【引用・参考文献】
1）元永拓郎編（黒川達夫法律監修）：関係行政論. 遠見書房, 2018.

問56

12. 発達
（3）生涯における発達と各発達段階での特徴
（5）高齢者の心理社会的課題と必要な支援

> 女性の更年期障害について、正しいものを2つ選べ。
> ① エストロゲンの分泌が増加する。
> ② ゴナドトロピンの分泌が増加する。
> ③ 顔面紅潮や発汗は不眠の原因となる。
> ④ ホルモン療法は抑うつに効果がない。
> ⑤ 欧米人に比べて日本人では肩こりや腰痛の頻度が低い。

解説

　更年期とは、生殖期から老年期への移行期であり、更年期の女性は閉経に伴いホルモンバランスが大きく変化する。そこへ社会文化的な環境因子、精神・心理的要因が影響

49

し合うと、のぼせ・発汗などの自律神経失調症状、不安・抑うつ・不眠などの精神神経症状、肩こりや物忘れなど、様々な症状が出現する。更年期に現れる症状のなかで、器質的変化に起因しない症状は更年期症状と呼ばれ、日常生活に支障をきたす病態は更年期障害と定義される[1]。

① × ヒトの排卵機構は中枢である視床下部－下垂体系と、末梢標的臓器である卵巣・子宮・腟がホルモン分泌を介して連鎖して働いている。下垂体からゴナドトロピンが分泌されると、卵胞や黄体からエストロゲンなどの性ステロイドホルモンが産生され、卵胞成熟、排卵が起こる。更年期には加齢で卵巣機能が低下し、エストロゲンの分泌が減少する。

② ○ 卵巣におけるエストロゲンの分泌が減少すると、視床下部からゴナドトロピン放出ホルモンが分泌され、下垂体からゴナドトロピンの過剰放出を促す[2]。この機能亢進状態は中枢神経系において他の神経伝達系に影響を与え、特にエストロゲンはのぼせ・発汗などの症状や、不安・抑うつなどの精神症状の発現に関与すると考えられている[3]。

③ ○ のぼせ・ほてり・発汗などの症状が夜間に頻発すると、不眠の原因になると考えられている[3]。

④ × エストロゲンが中枢神経のセロトニンシステムなどの神経伝達系に影響を与えるため、不安や抑うつ症状にはホルモン補充療法（hormone replacement therapy：HRT）がある程度は効果的と考えられている[2]。

⑤ × 症状の発現頻度には人種差が認められ[4]、欧米人に比べて日本人では肩こりや腰痛の頻度が高い[3,5]。

正答　②、③

【引用・参考文献】
1) 日本産婦人科学会編：産婦人科用語集・用語解説集，改訂第4版．日本産婦人科学会，2018.
2) 日本産婦人科学会：婦人科疾患の診断・治療・管理9. 日産婦誌61（7）：238-242, 2009.
3) 日本女性医学学会編：女性医学ガイドブック更年期医療編2019年度版．日本女性医学学会，2019.
4) Gold EB et al：Relation of Demographic and Lifestyle Factors to symptoms in a Multi-Racial /Ethnic Population of Women 40-55 Years of Age. American Journal of Epidemiology 152（5）：463-473, 2000.
5) 日本産科婦人科学会生殖・内分泌委員会：「日本人用更年期・老年期スコアの確立とHRT副作用調査小委員会」報告－日本人女性の更年期症状評価表の作成－．日産婦誌53（5）：883－888, 2001.
6) 岡井崇ほか編：標準産科婦人科学，第4版．医学書院，2011.
7) 寺内公一：更年期女性の不眠－その特性と対処法について－．女性心身医学22（3）：210-214, 2018.

問57

22. 精神疾患とその治療
（1）代表的な精神疾患の成因、症状、診断法、治療法、経過、本人や家族への支援

うつ病にみられることが多い症状として、適切なものを2つ選べ。

① 心気妄想

② 迫害妄想

③ 貧困妄想

④ 妄想気分

⑤ 世界没落体験

解説

　重症のうつ病では、自身が矮小（わいしょう）な存在であるという修正不能の微小妄想を呈することが多く、(1)「自分が取り返しのつかない罪を犯した」などという罪業妄想（罪責妄想）、(2)「一文無しになってしまった」などという貧困妄想、(3)「不治の病に罹ってしまった」などという心気妄想が典型的で、三大微小妄想と称される。さらに病理が深まると、「自分は本当はこの世には実在しない」などといった虚無妄想、否定妄想が出現するようになり、こうした妄想を呈するに至った病態は、報告者であるフランスの神経科医コタール J.Cotard に因んでコタール症候群と称される。うつ病の妄想では罪業妄想のように自分自身が他者に危害を加える加害者であるという妄想内容になりがちであるのに対して、統合失調症や妄想性障害では迫害妄想など被害的色彩を帯びることが多い。世界没落体験は、自分を取り巻く世界が劇的に変化して崩壊、消滅してしまうような恐怖感に彩られた圧倒的な妄想気分で、統合失調症のアポフェニー（異常意味顕現）期に出現する病的体験である。

① ○、② ×、③ ○、④ ×、⑤ ×

正答　①、③

【引用・参考文献】
1）阿部裕：縮刷版 現代精神医学事典（加藤敏ほか編）. p340, 弘文堂, 2016.

問58

1. 公認心理師としての職責の自覚
（2）公認心理師の法的義務及び倫理

　　公認心理師を養成するための実習について、正しいものを2つ選べ。
① 　公認心理師に求められる倫理や態度を学ぶ良い機会である。
② 　実習生の評価には多肢選択式の客観的な試験による評価が適している。
③ 　実習に先立って目標を明示し、実習指導者と実習生が共有することが重要である。
④ 　実習生は、公認心理師の資格を持っていないため、クライエントの面接を行うべきではない。
⑤ 　実習生がクライエントに直接関わらず見学のみの場合は、その同意をクライエントに求める必要はない。

解説

　公認心理師養成のための実習に際しての倫理を問う問題である。公認心理師養成のプログラムは、まだはっきりと定式化はされていない。しかし、厚生労働省の通知には「実習において担当ケース（心理に関する支援を要する者等を対象とした心理的支援等）に関する実習時間は計270時間以上（うち、学外施設における当該実習時間は90時間以上）とするべきこと。（中略）なお、医療機関以外の施設においては、見学を中心とする実習を実施しても差し支えない。」とあり、とくに医療機関においての実習は見学実習のみではなく、担当ケースの時間が一定時間以上を超えることが前提とされている。

　同様に、実習生の評価方法についても確立されていないが、実習生の評価に多肢選択

式の試験が適しているとは考えにくい（②）。また、常識的に考えて見学のみの場合はクライエントの同意を得る必要がないということはない（⑤）。

① ○、② ×、③ ○、④ ×、⑤ ×

正答　①、③

 解答のポイント

　実習について尋ねているようでありながら、実は公認心理師の倫理についての見識を問うという問題になっている。これに気づくことができれば、それほど正答は難しくない。

【引用・参考文献】
1）厚生労働省：公認心理師法第7条第1号及び第2号に規定する公認心理師となるために必要な科目の確認について（平成29年9月15日）.
　https://www.mhlw.go.jp/file/06-Seisakujouhou-12200000-Shakaiengokyokushougaihokenfukushibu/0000179118.pdf より2020年1月9日検索.

問59

1. 公認心理師としての職責の自覚
　（5）保健医療、福祉、教育その他の分野における公認心理師の具体的な業務
11. 社会及び集団に関する心理学
　（3）家族、集団及び文化が個人に及ぼす影響
17. 福祉に関する心理学
　（1）福祉現場において生じる問題とその背景
　（2）福祉現場における心理社会的課題と必要な支援方法
　（3）虐待、認知症に関する必要な支援
23. 公認心理師に関係する制度
　（2）福祉分野に関する法律、制度

　2歳の女児A。母親が専業主婦であり、保育所には通所していない。母子関係は良好で安定しており、特にこれまで母親と父親のいずれからも身体的虐待などの不適切な養育を受けたことはない。しかし、最近、母親に対する父親の暴力が頻繁に生じるようになり、また、3歳の兄Bがささいなことで父親から激しい身体的虐待を受けるようになった。

　今後、Aに生じてくることが想定される心理的反応や親子関係について、最も適切なものを1つ選べ。

① 　Bと助け合う行動が増える。
② 　母子関係はその後も良好であり続ける。
③ 　父親に対して次第に怒りなどの敵対的な感情を表出するようになる。
④ 　頻繁に泣いたりぐずったりするなどの情緒面での動揺が激しくなる。
⑤ 　問題行動が生じる可能性はあるが、Bに比べれば、対応の必要性は低い。

解説

　本問では、Aに対して不適切な養育はないとされているが、子どもに対して夫婦間暴力（domestic violence：DV）場面を実際に見せることも、子どもに過度のストレスを与えることとなり、心身への影響を与えることから、「配偶者からの暴力の防止及び被害者の保護等に関する法律（配偶者暴力防止法、DV防止法）」のなかで虐待として扱

われるようになっている。よって、被虐幼児の反応に対する理解を問われる問題である。

① × 虐待場面において、子どもたちが過度によい子になったり、献身的になることはよくみられるが、年齢的にも助け合う行動が増えるとはいい難いので、不適切である。

② × DVを受けている母親は子どもにとって、守ってくれる安心対象ではなくなっていくと予測されるため、良好な関係であり続けるとはいい難いので、不適切である。

③ × 虐待を受けていても子どもが親を悪くいうことは少なく、年少の場合はむしろ親を慕う発言が多く聞かれるとされているので、適切とはいえない。

④ ○ Aにとって安心できる場所であったはずの家庭が崩れ始めており、情緒的に不安定になるのは当然であると考えられるため、適切である。

⑤ × 身体的な暴力がないため、すぐに命の危険があるとはいえないが、機能不全となっている家庭での生活が及ぼす心理的な影響は大きいうえに、Aに対しても暴力の矛先が向いてくる可能性があるので、決して対応の必要性が低いとはいえないため、不適切である。

正答 ④

【引用・参考文献】
1) 福島哲夫編集責任：公認心理師必携テキスト．p416-418，学研メディカル秀潤社，2018.
2) 厚生労働省：子ども虐待対応の手引き.
　 https://www.mhlw.go.jp/bunya/kodomo/dv12/00.html より2019年12月1日検索.

問60

14. 心理状態の観察及び結果の分析
(3) 心理検査の種類、成り立ち、特徴、意義及び限界

　21歳の女性A、会社員。伝えたいことを言葉で表現することが苦手で、不安が高まるとますますコミュニケーションが困難となる。職場では、苦手な電話対応を担当業務から除き、作業の指示にあたってもメモを活用するなど、十分な配慮を受けており、職場の居心地は良く、仕事にもやりがいを感じている。他方、自宅から職場が遠く、また自立したいという希望もあるが、親元を離れて一人暮らしを始めることに不安を感じている。Aはその相談のため会社が契約する心理相談室に来室した。

　心理相談室の公認心理師がAの支援をするにあたり、Aに実施するテストバッテリーに含める心理検査として、最も適切なものを1つ選べ。

① CBCL

② Conners 3

③ IES-R

④ Vineland-Ⅱ

⑤ VRT

解説

① × CBCL（Child Behavior Checklist、子どもの行動チェックリスト）は、1歳半～18歳の子どもに対し、保護者が情緒と行動の問題について評定する。相談者は成人であり、CBCLの適用外である。

② × Conners 3は、「精神障害の診断と統計マニュアル 第5版（Diagnostic and Statistical Manual of Mental Disorders 5th Edition：DSM-5）」に準拠した注意欠如多動症／注意欠如多動性障害（attention deficit/hyperactivity disorder：AD/HD）の評価スケールである。中核症状である不注意・多動性・衝動性に加え、併存する不安や抑うつも評価できる。相談者の主訴はコミュニケーションの問題が主であり、Conners 3は適切とはいえない。

③ × IES-R（Impact of Event Scale-Revised、改訂出来事インパクト尺度日本語版）は、心的外傷後ストレス障害（post traumatic stress disorder：PTSD）の程度を測定する尺度である。問題文からは特にPTSDを疑う所見はみられない。

④ ○ Vineland-Ⅱは、0～92歳と幅広い年齢に対して適用でき、同年齢平均と比較して、コミュニケーションスキル、日常生活スキル、社会性、運動スキルからなる4つの適応行動領域と不適応行動領域を客観的に数値化し、把握することができる。業務に関わるコミュニケーションの問題や社会性、一人暮らしに向けた日常生活スキルの適応水準を知るためには最適な検査といえる。対象者をよく知る人物への半構造化面接で行うため、保護者や職場の上司に協力を依頼する必要がある。

⑤ × VRT（Vocational Readiness Test、職業レディネス・テスト）は、中学生から大学生までを対象とした、職業への興味・関心と職務遂行への自信度を測定する検査である。相談者は既に職に就いており、やりがいも感じているため、実施の必要性はない。

正答 ④

【引用・参考文献】
1）黒田美保編著：これからの発達障害のアセスメント－支援の一歩となるために．金子書房，2015.
2）松本真理子ほか編．心理アセスメント－心理検査のミニマム・エッセンス．p66-67, 122-123, 188-189, ナカニシヤ出版，2018.
3）山内俊雄ほか総編集：精神・心理機能評価ハンドブック．p185-187, 中山書店，2015.

12. 発達
(4) 非定型発達

　2歳2か月の男児A。Aの保護者は、Aの言葉の遅れと、視線の合いにくさが気になり、市の相談室に来室した。現時点では、特に家庭での対応に困ることはないが、同年代の他の子どもと比べると、Aの発達が遅れているのではないかと心配している。また、どこに行っても母親から離れようとしないことも、気にかかるという。

　Aの保護者からの情報とAの行動観察に加え、公認心理師である相談員がAに実施するテストバッテリーに含める心理検査として、最も適切なものを1つ選べ。

① WPPSI-Ⅲ
② CAARS日本語版
③ 新版K式発達検査
④ 日本語版KABC-Ⅱ
⑤ S-M社会生活能力検査

解説

　子どもの発達支援におけるテストバッテリーに関する問題である。保護者の情報と男児の年齢や状況に基づき、適切な心理検査を選択する必要がある。

　①WPPSI-Ⅲ（Wechsler Preschool and Primary Scale of Intelligence-Third Edition、ウェクスラー幼児用知能検査 第3版）は、ウェクスラーD.Wechslerによって開発された幼児から児童を対象にした個別式知能検査で、適用年齢は2歳6か月～7歳3か月である。下位検査ごとのプロフィールが算出できるため、就学前の子どものつまずきがどこにあるのかを見つけることには有効である。

　②CAARS（Conners' Adult ADHD Rating Scales、コナーズ成人ADHD評価尺度）日本語版は、コナーズK.Connersによって開発された注意欠如多動症／注意欠如多動性障害（attention deficit/hyperactivity disorder：AD/HD）の症状重症度を把握するための評価尺度で、対象は18歳以上である。

　③新版K式発達検査は、嶋津峯眞、生澤雅夫らによって開発された個別式発達検査である。「姿勢・運動領域」、「認知・適応領域」、「言語・社会領域」の3領域から子どもの発達を多面的に評価するもので、適用年齢は0か月～成人である。

　④日本語版KABC-Ⅱ（Kaufman Assessment Battery for Children-Second Edition、カウフマン児童用アセスメントバッテリー 第2版）は、カウフマン夫妻A.Kaufuman & N.Kaufumanによって開発された個別式知能検査で、知能（情報を認知的に処理して新しい課題を解決する能力）と習得度（数や言葉の知識、読みの力）を測定する。適用年齢は2歳6か月～18歳11か月である。

　⑤S-M社会生活能力検査は、1歳から13歳の子どもの社会生活能力の発達を測定するために考案された質問紙で、回答者は子どもの日常生活をよく知る保護者である。

　以上のことから、①、②、④は適用年齢に該当しないため、除外される。また、保護

者から「言葉の遅れ」や「同年代の子どもと比べて発達が遅れているのでは」という情報と「家庭の中で対応に困ることはない」という情報があるため、ここでは日常生活能力についてではなく、全体的な発達状況を把握することが望ましい。さらに③の新版K式発達検査であれば「視線の合いにくさ」や「母親から離れようとしない」といった様子を検査場面において観察することも可能であるため、適切である。したがって、正答は③となる。

① ×、② ×、③ ○、④ ×、⑤ ×

正答 ③

 臨床的ポイント

　心理検査は被検査者にとってストレスのかかるものであり、特に年齢の低い児童にとっては大きな負担となることもある。また、検査者側で実施する必要性を感じても、保護者にとっては直面したくない現実を突きつけられる体験にもなりうることを忘れてはならない。保護者の気持ちや子どもの状況に配慮しながら、検査の提案・実施は慎重に行うべきである。

【引用・参考文献】
1）氏原寛ほか編：心理査定実践ハンドブック．p620-688，創元社，2006．

問62

21. 人体の構造と機能及び疾病
（2）心理的支援が必要な主な疾病

　31歳の女性A。身体疾患により一時危篤状態となったが、その後回復した。主治医は、再発の危険性はないと説明したが、Aはまた同じ状態になって死ぬのではないかという不安を訴え、ベッドから離れない。病棟スタッフからはリハビリテーションを始めるよう勧められたが、かえって不安が強くなり、ふさぎ込む様子がみえたため、主治医が院内の公認心理師に面接を依頼した。
　公認心理師がまず行う対応として、最も適切なものを1つ選べ。
① 心理教育として死生学について情報提供を行う。
② 不安を緩和するためのリラクゼーションを行う。
③ 再発や危篤の可能性が少ないことを引き続き説得する。
④ 面接の最初に「あなたの不安はよく理解できる」と言う。
⑤ 死の恐怖とそれを共有されない孤独感を話してもらい、聴く姿勢に徹する。

解説

　身体疾患の重篤化を体験した人の心理的な後遺症にどうアプローチするかに関する問題である。このような場合は医師や看護師から、すでに励ましや労い、さらには再発や再び危篤に陥る可能性については説明を受けていると考えられる（③）。そのため、主治医に依頼された院内の公認心理師が、まず何よりも先んじてすべきことは「傾聴」である（⑤）。心理教育（①）も、リラクゼーション（②）も、ゆくゆくは必要になるかもしれないが、まずは傾聴が必要である。同様に、「あなたの不安はよく理解できる」と理解を示すこと（④）も大切ではあるが、このような重大な危機を体験した直後には、公認

心理師のこういった言葉かけは、逆に空疎に響く危険も大きい。

　さらに、重篤な病気や事故、災害に遭った人は、得てして励ましは受けていても、傾聴はされていないという場合が多い。そのような意味でも、このタイミングでの傾聴は、公認心理師にしかできない支援である可能性が高い。

　以上のような理由から、まずは「傾聴」という行動で支えることが大切である。

①✕、②✕、③✕、④✕、⑤○

正答　⑤

 解答のポイント

　チーム医療のなかで、あるいは身体科医療のなかで心理師がどのような役割を果たすべきかについて意識していれば、正答はそれほど難しくない。

問63

15. 心理に関する支援（相談、助言、指導その他の援助）
（1）代表的な心理療法並びにカウンセリングの歴史、概念、意義及び適応

> 　32歳の女性。民間のカウンセリングセンターに電話で申し込んだ上で、来所した。申込時の相談内容には「夫婦の関係で困っている」と記載されている。
> 　インテーク面接を担当する公認心理師が自己紹介や機関の説明をした上で、具体的に相談内容を聞き始める際の発言として、最も適切なものを1つ選べ。
> ①　今日は、どういうご相談でしょうか。
> ②　どうして、ご夫婦の関係が問題なのですか。
> ③　ご夫婦の関係についてのご相談ということですが、なぜここに相談を申し込まれたのですか。
> ④　お電話ではご夫婦の関係で困っていらっしゃると伺いましたが、ご結婚はいつなさったのですか。
> ⑤　お電話ではご夫婦の関係で困っていらっしゃるとのことでしたが、もう少しご事情をお話しいただけますか。

解説

　民間のカウンセリングセンターや開業型の心理相談室における、インテーク面接の進め方の第一歩に関する設問である。医療機関や公的な相談機関との最も大きな違いは、初めて来談する人は多くの場合「ここはどういう所なのかがよくわからない」という不安を抱いて来るという点である。そのような不安をできるだけ早く取り除き、安心と信頼を得て、作業同盟を結ぶことが、インテークを成功させ、その後の有益な支援にもつながる大きな要因となる。

　そのためには、人目に付きにくく、かといって暗すぎたり奥まりすぎていない場所で、華美でもなく、みすぼらし過ぎもしないインテリアのなかで、設問のようにまずは担当者の自己紹介、そして機関の説明をする必要がある。そして、その後どのように本題に入るかもとても大切である。受け付け内容がしっかりと引き継がれているか、担当者はこちらを傷つけたり安易に批判してくる人ではないだろうか、こちらの訴えや状況を的

確に理解してくれるだろうか、等々、さまざまな不安をできるだけ短時間に払拭するための気配りが必要である。そのような観点から、各選択を検討すると以下のようになる。

① × 一見するとごく普通の質問であるが、すでに受け付けで「夫婦の関係で困っている」と記入しているので、この質問では「引き継ぎがされていないのではないか」というかすかな悪印象を与えかねない。

② × 単刀直入過ぎて初めて来談したクライエントを戸惑わせる質問である。担当者の口調やクライエントの特性によっては、「詰問された」「批判的に質問された」と受け取られかねない。

③ × 「なぜここに相談を申し込まれたのですか」という質問は、流れのなかではあり得るとしても、最初の質問としては不信を招きやすい。

④ × 「ご結婚はいつなさったのですか」という質問も同様に、問題の核心をついているかどうかも不明なため、不信感につながりやすい質問である。

⑤ ○ このようにまずはこちらで引き継いでいる情報を提示してから、「もう少しご事情をお話しいただけますか」と質問するのが定石である。

正答 ⑤

臨床的ポイント

インテーク面接においては、定型的な質問のしかたよりも、その場での「気配り」のほうが大切ともいえる。初来談したクライエントの不安と期待の入り混じる気持ちを、そのまま感じたり、想像したりしての対応であればうまくいくといってもよい。その意味では、この設問は定式的・教科書的な対応について尋ねているのではなく、基本的精神について問うている問題だと考えるとよいだろう。

問64

16. 健康・医療に関する心理学
（1）ストレスと心身の疾病との関係

75歳の男性 A。総合病院の内科で高血圧症の治療を受けている以外は身体疾患はない。起床時間は日によって異なる。日中はテレビを見るなどして過ごし、ほとんど外出しない。午後6時頃に夕食をとり、午後8時には床に就く生活であるが、床に就いてもなかなか眠れないため、同じ病院の精神科外来を受診した。診察時に実施した改訂長谷川式簡易知能評価スケール〈HDS-R〉は27点であった。診察した医師は薬物療法を保留し、院内の公認心理師に心理的支援を指示した。

Aに対する助言として、最も適切なものを1つ選べ。

① 寝酒は寝つきに有効かもしれません。
② 眠くなるまで布団に入らないようにしましょう。
③ 1時間程度の昼寝で睡眠不足を補ってください。
④ 健康のために、少なくとも8時間の睡眠が必要です。
⑤ 午前中に1時間くらいのジョギングをしてみましょう。

解説

　高齢者の睡眠についての指導に関する設問である。基本的知識として、改訂長谷川式簡易知能評価スケール（Hasegawa Dementia Scale-Revised：HDS-R）、睡眠に関する認知行動療法などが求められている。HDS-R においては、20点以下は認知症である可能性が高いとされているが、A は27点であり認知症的な問題はないと考えられる[1]。

① ×　寝酒は中途覚醒や早朝覚醒につながりやすく、睡眠障害にとっては逆効果である。

② ○　眠くなるまでは布団に入らないようにするのが、睡眠障害の認知行動療法の基本である。あるいは常識的に考えても「早めに布団に入って悶々としてしまうよりも、眠くなってから布団に入るほうが眠れる」ということがわかるだろう。

③ ×　昼寝は睡眠障害にとっては逆効果である。昼寝が効果的なのは勤労世代であり、熟年層は昼寝によってさらに夜の就寝が困難になる[2]。

④ ×　適切な睡眠時間は人によって異なるので、8時間と規定することでかえって「自分は睡眠不足ではないか」と悩んでしまう人がいるため、逆効果である。

⑤ ×　毎日1時間程度のジョギングができるならば、それに越したことはないが、75歳でそれが可能な人はごく少数である。

正答　②

臨床的ポイント

　公認心理師は、まずは要支援者が無理なく生活の質を上げられるように、助言・指導することが求められている。特別なことをしなくても、改善される可能性があるならば、まずはそれを試みるよう助言するのが望ましい。

【引用・参考文献】
1）遠藤英俊：認知症の臨床評価について，国立長寿医療研究センター.
　　https://www.mhlw.go.jp/stf/shingi/2r98520000018zii-att/2r98520000018zsi.pdf. より2019年12月5日検索
2）厚生労働省健康局：健康づくりのための睡眠指針2014（平成26年3月）.
　　https://www.mhlw.go.jp/file/06-Seisakujouhou-10900000-Kenkoukyoku/0000047221.pdf より2019年12月5日検索.

3. 多職種連携・地域連携
　　多職種連携・地域連携の意義及びチームにおける公認心理師の役割
16. 健康・医療に関する心理学
　　（3）保健活動における心理的支援
23. 公認心理師に関係する制度
　　（1）保健医療分野に関する法律、制度
　　（2）福祉分野に関する法律、制度

　　26歳の男性 A。A の両親がひきこもり地域支援センターに相談のため来所した。A は3年前に大学を卒業したが、就職活動を途中で中断し就職はしていない。1年前まではたまにアルバイトに出かけていたが、それ以降は全く外出していない。インターネットを介して知人と交流しているが、長時間の使用はない。独語や空笑は観察されず、会話や行動にも不自然さはないという。A は医療機関への受診を拒絶している。
　　両親への対応として、最も適切なものを1つ選べ。
①　家族教室への参加を勧める。
②　インターネットの解約を助言する。
③　地域包括支援センターを紹介する。
④　精神保健福祉法に基づく移送制度の利用を助言する。
⑤　精神障害者相談支援事業所の利用について情報を提供する。
（注：「精神保健福祉法」とは、「精神保健及び精神障害者福祉に関する法律」である。）

解説
　　厚生労働省のガイドラインによると、様々な要因の結果として社会的参加を回避し、原則的には6か月以上にわたって概ね家庭にとどまり続けている状態をひきこもりと定義としている。よって本問は、ひきこもり事例に対する見立てと、家族支援に対する理解を求める問題である。
　　まず、地域包括支援センターとは、高齢者と家族のための総合相談窓口なので、26歳のAには当てはまらず、③は不適切である。次に、Aの状況として、インターネットを介して知人と交流していること、またその利用も長時間でないことを考えると、ひきこもりにおいてしばしば問題となるネット依存は、現段階ではそこまでの問題ではないと考えられる。むしろ知人との交流があることは、社会との繋がりが少なからず維持されているという点でプラスに考えてよいといえるので、②の解約の助言も不適切である。
　　次に④の精神保健福祉法に基づく移送制度とは、保健所が窓口となり、保護者の相談を受けて事前に調査し、指定医の診察により必要とみなされたが、任意入院が難しい場合に保護者の同意に応じて、医療保護入院もしくは応急入院をさせるために移送することができる制度である。Aの状態としては、本人も医療機関への受診を拒否しており、独語や空笑が観察されず、会話や行動にも不自然な点がないというところから、今のところ深刻な精神疾患を発症しているとはいい難く、移送制度を適用することが相応しいとは考えられないので、④も不適切である。

次に⑤の精神障害者相談支援については、障害のある人が自立した日常生活、または社会生活を営むことができるよう身近な市町村を中心としていくつかの相談支援事業が実施されている。そのなかで、一般相談支援事業は障害のある人やその保護者が対象となっているが、現段階ではAには精神医学的な問題は示されておらず、診断も受けていないのですぐに利用できるものではなく、最初の対応として勧めるには適切ではないと考えられるので、⑤も不適切である。

最後に、①の家族教室についてだが、厚生労働省のガイドラインにおいて、ひきこもり支援の第1段階として、家族支援が挙げられている。ひきこもりケースでは、当事者が支援の場に最初から現れることは少なく、保護者は不安を抱え、自身の養育について自責的になるなど情緒が混乱しがちである。このような状況のなかで、家族教室などで同様の悩みを抱える保護者との交流や、ひきこもりについての正しい知識を得ることは助けとなり得る。よって、最初の対応として①は適切である。

① 〇、② ×、③ ×、④ ×、⑤ ×

正答 ①

【引用・参考文献】
1) 厚生労働科学研究費補助金こころの健康科学研究事業「思春期のひきこもりをもたらす精神科疾患の実態把握と精神医学的治療・援助システムの構築に関する研究」：ひきこもりの評価・支援に関するガイドライン.
https://www.mhlw.go.jp/file/06-Seisakujouhou-12000000-Shakaiengokyoku-Shakai/0000147789.pdf より2019年12月1日検索.
2) 厚生労働省：障害のある人に対する相談支援について.
https://www.mhlw.go.jp/bunya/shougaihoken/service/soudan.html より2019年12月1日検索.

問66

16. 健康・医療に関する心理学
（4）災害時等の心理的支援

4歳の女児A。Aは2週間前に豪雨による水害で被災し、避難所で寝泊まりをするようになった。避難所では母親のそばを片時も離れなかった。10日前に自宅に戻ったが、自宅でもAは母親について回り、以前していた指しゃぶりを再びするようになった。夜静まると戸外の音に敏感になり、「雨、たくさん降ったね。川からゴーって音したね」と同じ話を繰り返した。被災から2週間がたつがAは保育園にもまだ行けないため、母親は保育園を巡回している公認心理師に、対応の仕方を尋ねてきた。

公認心理師の助言として、適切なものを1つ選べ。

① 通園させるように強く促す。
② 母子が少しずつ離れる練習をする。
③ 指しゃぶりをやめさせるようにする。
④ 災害時の様子を話し始めたら、話題を変える。
⑤ 災害に関するニュースなどの映像を見せないようにする。

解説

4歳の幼児（未就学児）が被災後に避難所から自宅に戻ったが、幼児には、(1)母親から片時も離れず、ついて回る、(2)指しゃぶりの再開、(3)夜間に戸外の音に対して敏感

になり、(4)「雨、たくさん降ったね。川からゴーって音したね」と同じ話を繰り返す、(5)保育園に行けないなどのストレスに対する反応がみられている。児に応対する親への助言を選択させる問題である。

被災直後はできるだけ子どもと一緒にいて、子どもの恐怖心を懐柔し、大人が守ってくれるという信頼感を取り戻せるようにすることが重要である。被災後に退行して、指しゃぶりや夜尿、赤ちゃん言葉を使う、膝の上に乗りたがるなどの行動がみられることがある。しばらく続くかもしれないが、責めたり、からかったりせずにさりげなく見守る。災害時の様子を話し始めたときは、しっかりと聞くことが大切である。また、感じていることを話したり、行動で示したりさせ、「それは自然なことなのだ」と伝える。もし、災害について誤った考え(例えば、「自分が悪いことをしたから災害が起こった」など)をもっている場合には、わかりやすく事態を説明することで安心感を与えることもある。

リアルな災害の映像に頻回に晒されることは、子どものメンタルヘルスに悪影響を与えるために、災害の映像はなるべく見せないようにする必要がある。これらを踏まえると、各選択肢の正誤は以下のようになる。

① ×、② ×、③ ×、④ ×、⑤ ○

正答 ⑤

 臨床的ポイント

　災害時に子どもや若者はさまざまな精神保健上の問題を抱え得る。発達段階に応じた心理的反応の特徴と介入方法を知ることは、災害時の心理的支援を行ううえで重要である。また、乳児、幼児、学童期の子どもなどでは、子どもに対する支援と並行して、親への助言、支援も重要になる。子どもの周りに安定して落ち着いた大人がいると子どもはうまく対応していくようになる。

【引用・参考文献】
1) World Health Organization, War Trauma Foundation and World Vision International (2011). Psychological first aid: Guide for field workers. WHO：Geneva. (訳：(独)国立精神・神経医療研究センター, ケア・宮城, 公益財団法人プラン・ジャパン (2012). 心理的応急処置(サイコロジカル・ファーストエイド：PFA)フィールド・ガイド. http://saigai-kokoro.ncnp.go.jp/pdf/who_pfa_guide.pdf より2019年12月7日検索.
2) アメリカ国立子どもトラウマティックストレス・ネットワーク, アメリカ国立PTSDセンター：サイコロジカル・ファーストエイド実施の手引き, 第2版(兵庫県こころのケアセンター訳). 2009. http://www.j-hits.org/psychological/pdf/pfa_complete.pdf#zoom=100より2019年12月7日検索.
3) 酒井明夫ほか監修：災害時のメンタルヘルス. p133-136, 医学書院, 2016.
4) 福島哲夫編集責任：公認心理師必携テキスト. p393-401, 学研メディカル秀潤社, 2018.

12. 発達
(4) 非定型発達

　5歳の男児A。落ち着きがないことから、両親が児童相談所に来所した。Aは乳幼児期から母親と視線を合わせ、後追いもあり、始歩1歳0か月、始語1歳3か月で、乳幼児健康診査で問題を指摘されたことがなかった。ただし、よく迷子になり、気が散りやすく、かんしゃくを起こすことが多く、何かあると母親はAをすぐに叱りつけてしまう。幼稚園でも、勝手に部屋から出ていったり、きちんと並んで待てなかったりするなど集団行動ができない。

　この事例に対して児童相談所の公認心理師がまず行うべき対応として、最も適切なものを1つ選べ。

① 　一時保護をする。
② 　薬の服用を勧める。
③ 　しつけの方法を指導する。
④ 　療育手帳の申請を勧める。
⑤ 　発達検査を含むアセスメントを行う。

解説

　本問では、幼児の一般的な発達の理解や愛着形成、発達障害の知識に加えて、虐待対応、保護者支援の視点をもつことが求められる。

　Aは乳幼児期の発達については大きな問題はみられなかったが、成長とともに不注意と多動性、衝動性が目立ってきていることが窺える。Aのこのような発達特徴が母親にとっての育てにくさに繋がっているのか、それとも愛着形成に何か問題があったのか、Aの発達だけでなく、母親や家庭状況なども含めた、Aを取り巻く環境全体のアセスメントを行う必要がある。

① × 　厚生労働省によると、一時保護の第一の目的は子どもの生命の安全を確保することである。単に生命の危険にとどまらず、現在の環境におくことが子どものウェルビーイング（子どもの権利の尊重・自己実現）にとって明らかに看過できないと判断されるときは、まず一時保護を行うべきとされているが、本事例においてこの時点では生命の危険があるとはいえない。ただ、今後も母子の様子は確認する必要があるといえる。

② × 　全体的なアセスメントをせず安易に服薬を勧めることは非常に危険である。Aの行動は注意欠如多動症 / 注意欠如多動性障害（attention deficit/hyperactivity disorder：AD/HD）の特徴がみられるが、現在日本で処方されているAD/HD治療薬のコンサータ®、インチュニブ®は6歳からの処方であり、ストラテラ®も6歳未満の幼児における有用性、安全性は確立していないため、初期対応としては不適切である。

③ × 　しつけの指導の前に、Aのアセスメントを行い、母親のこれまでの関わり方やニーズを丁寧に把握する必要がある。もしかしたら母親はすでにあらゆる手段を尽くして心身ともに疲弊しているかもしれない。そのような場合にはしつけ

の指導よりも労いやあたたかい声掛けが必要である。
④ ✕ Aに知的障害があるかどうかわからない段階で療育手帳の申請を勧めることは
できない。
⑤ ◯ Aの発達面の特徴を把握し、家庭での様子や取り巻く環境全体をアセスメント
しながら、必要な支援を考えていくことが望ましい。

正答 ⑤

臨床的ポイント

本事例のような相談があった場合、相談者の気持ちに寄り添って丁寧に話を聴きながら、同時に虐待の有無や状況を確認する視点をもつことも必要である。もし深刻な虐待が疑われる場合には、発達検査以前に安全を確保しなければならない。また、本事例に出てくるような母親は、傍から見ると自分の感情をコントロールできない感情的な保護者に見えることもあるかもしれない。しかし、自己嫌悪に陥っていたり、毎日肩身の狭い思いをして子どもと同じように傷ついていることも多いため、来所してくれたことをねぎらい、保護者にも安心してもらえるようにサポートすることが大切である。

【引用・参考文献】
1) 厚生労働省：第5章　一時保護. 子ども虐待対応の手引き. 2007.
https://www.mhlw.go.jp/bunya/kodomo/dv12/05.html より2020年1月8日検索.

問68

18. 教育に関する心理学
(2) 教育現場における心理社会的課題と必要な支援

> 9歳の男児A、小学3年生。同じクラスのBとCとはいつも一緒に下校していたが、1週前からBとCは下校中にAをおいて走って帰ったり、3人分のランドセルをAに持たせたりしていた。そのため、Aがこのようなことを嫌がり、「学校に行きたくない」と言っていると、Aの保護者から校内の公認心理師に相談があった。
>
> Aの保護者に許可を得た上で、公認心理師が担任教師に行う助言として、最も適切なものを1つ選べ。
> ① Aを他の児童と帰らせるように助言する。
> ② BとCの謝罪をもって解決とするように助言する。
> ③ Aにいじめられた理由を考えさせるように助言する。
> ④ 当事者の家庭での解決を求めるように助言する。
> ⑤ 事実を確認し、学校のいじめの対策組織に報告するように助言する。

解説

近年、教諭以外の専門家がチームとなり、学校で起こる問題に取り組む「チーム学校」が注目されている。公認心理師はその専門性をもって、問題の背景を見極めてどのような関わりが必要かを判断し、チームで共有する必要がある。特にいじめ問題は「疑い」

の時点で学校が調査や対処をする必要があり、早急な判断と対応が必要である。

① × 1つの助言であるかもしれないが、問題の背景を見極めておらず、根本的な解決方法になっていない。

② × 何をもって解決とするかは、公認心理師が決めることではない。

③ × いじめの背景には被害者と加害者、それを取り巻く環境等、複雑な要因がある可能性がある。そして、その背景を見極めること（アセスメント）は公認心理師に求められている専門性の1つである。当事者に理由を考えさせたところで解決に向かうものではなく、より被害児童を苦しめることになる。

④ × 相談に訪れた保護者を突き放すような回答である。相談に訪れた人の心理背景も考慮する必要がある。そして、再発防止や児童の心の発達のためにも、当事者同士ではなく児童の置かれた環境にも働きかける必要がある。

⑤ ○ 本事例はいじめの疑いがあり、事実の確認や対応が必要な事案である。家庭や公認心理師だけで解決しようとはせず、チームで問題に取り組むことが望ましい。そのため、家庭と学校をつなげる橋渡しをすることが重要であるため、正答である。

正答 ⑤

臨床的ポイント

　複雑化、多様化した学校の課題に対応すべく、心理や福祉などの教員以外の専門家も課題に取り組む必要が生じており、相談者を取り巻く関係者達がチームとして課題に取り組むことが重要である。これを「チーム学校」と呼んでおり、近年、特に注目されている。チーム学校のなかで公認心理師は、問題背景のアセスメント、児童生徒および保護者への直接的な心理支援、児童生徒の支援にあたる人（教諭、保護者、ソーシャルワーカー等）への援助・相談、児童生徒の心の健康と成長を促す心の健康教育が求められている。

　さまざまな人との連携が必要な一方で、公認心理師には守秘義務も課せられている。すなわち、関係者と情報共有し課題に取り組む必要があるが、守秘義務により相談内容を守秘しなければならないといった矛盾した状況に陥っている。しかしながら、情報共有の内容（何をどこまで伝えるか）や、相手（誰にどの程度伝えるか）の見極めも公認心理師の重要な責務である。その際には、関係者の守秘義務に対する意識や配慮の程度をアセスメントすることも大切であり、多職種と連携が必要な公認心理師は常に連携と情報共有に対する判断と対応が求められている。

【引用・参考文献】
1）福島哲夫編集責任：公認心理士必携テキスト．p423-436，学研メディカル秀潤社，2018.
2）子安増生ほか編：公認心理師エッセンシャルズ．p74-75，有斐閣，2018.
3）文部科学省中央教育審議会：チームとしての学校の在り方と今後の改善方策について（答申）（平成27年12月21日）．
　　https://www.mext.go.jp/b_menu/shingi/chukyo/chukyo0/toushin/attach/1366271.htm より2019年12月13日検索．

　17歳の男子 A、高校2年生。A は、無遅刻無欠席で、いつもきちんとした身なりをしており真面目と評されていた。ところが、先日、クラスメイトの女子 B の自宅を突然訪ね、「デートに誘っても、いつも『今日は用事があるから、今度またね』と言っているけれど、その今度はいつなんだ」と、B に対して激昂して大声で怒鳴りつけた。この経緯を知った A の両親が A の心理を理解したいと A を連れて心理相談室を訪ねてきた。

　A の心理特性について見立てるためのテストバッテリーに加えるものとして、最も適切なものを1つ選べ。

① AQ-J
② MPI
③ SDS
④ STAI
⑤ TEG

解説

　軽度自閉症スペクトラム症が疑われる事例である。自閉スペクトラム症（autism spectrum disorder：ASD）は、2013 年に米国精神医学会が発表した「精神疾患の診断・統計マニュアル 第5版（Diagnostic and Statistical Manual of Mental Disorders 5th Edition：DSM-5）」[1] によって、前版の DSM-IV-TR では広汎性発達障害のカテゴリの下位に自閉性障害，非定型自閉症やアスペルガー症候群などに分類されていたものを包括して連続線（スペクトラム）上のものとしてまとめられたものである。発達早期からの (1) 社会的コミュニケーションおよび対人的相互反応における持続的な欠陥，および (2) 行動・興味・活動の限定された反復的な様式があり、(1)、(2) の結果、臨床的に意味のある支障を引き起こしている場合に診断される。近年の疫学調査によると、ASD の有病率は 1% を超えると考えられ、わが国においても 1.8% と報告されている[2]。

　本問の事例 A は、「今度またね」という B の繰り返しの婉曲的な断りを、婉曲的な断りと理解できず、「その今度はいつなんだ」と怒鳴りつけた点が、上記 (1) の「社会的コミュニケーションおよび対人的相互反応における持続的な欠陥」に相当する可能性がある。また、「無遅刻無欠席で、いつもきちんとした身なりをしており真面目と評されていた」という点からも、その他の精神疾患や障害の可能性が低く、ASD の反復的な活動様式による可能性が考えられる。

① ○　AQ-J とは、「日本語版 自閉症スペクトラム指数」（Autism-Spectrum Quotient）であり、16歳以上の知的障害のない成人を対象に使用できる、50問からなる自記式質問紙である。実施時間は10分程度で、採点も簡便であることから、一般の精神科や心理相談室でもよく使用されている。カットオフ値は26点とされている。下位尺度の指数として「社会的スキル」「注意の切換え」「細部への注意」「コミュニケーション」「想像力」が算出されるもので、カットオフ値を超えると自

閉症スペクトラム障害の可能性が高まり、詳細な診断を受けることが推奨される。AQ の日本語版には、「AQ-J」と「AQ 日本語版」の2種類があり、「AQ 日本語版」はカットオフ値が33点となっているので注意が必要である[4]。

② ✕ MPI（Maudsley Personality Inventory、モーズレイ性格検査）は、外向性（extraversion）と神経症的傾向（neuroticism）の2つの性格特性を測ることを目的とした質問紙検査であるので、該当しない。

③ ✕ SDS の略称をもつ心理検査は2つある。1つは「自己評価式抑うつ性尺度」（Self-rating Depression Scale：SDS）（Zung,1965）である。この検査は20項目によって構成されており、患者やクライエントの自己評価による「抑うつ性」の尺度である。もう1つは「職業適性自己診断テスト」（Self Directed Search：SDS）（Holland らを原型とした武田・森下，1981）である。A には抑うつはみられず、職業選択の必要性もないので、ともに不適切である。

④ ✕ 日本版 STAI（State-Trait Anxiety Inventory、状態 - 特性不安検査）を指している。これは不安（特性不安と状態不安）を測定する質問紙検査であるが、現在の A には不安傾向は特に認められないため必要ない。

⑤ ✕ エゴグラムといわれる自我状態を測定する質問紙検査であり、東大式エゴグラム（Tokyo University Egogram）として「TEG」の略称がある。「批判的親 CP」「養育的親 NP」「大人としての自分 A」「自由な子ども FC」「適応的子ども AC」の得点によって、葛藤する自我を測定するが、A に葛藤は見受けられないため必要ない。

正答　①

【引用・参考文献】
1) American Psychiatric Association 編：DSM-5 精神疾患の診断・統計マニュアル（日本精神神経学会日本語版用語監，髙橋三郎ほか監訳）．p49-57, 医学書院, 2014.
2) 加藤秀一ほか：自閉スペクトラム症－診断上の留意点と，発症メカニズムの最近の知見について．臨床神経学 59：13-20, 2019.
3) アスペ・エルデの会：発達障害児者支援とアセスメントに関するガイドライン（厚生労働省　平成24年度障害者総合福祉推進事業）．p91-92, 2013.
   http://www.as-japan.jp/j/file/rinji/assessment_guideline2013.pdf より2019年12月5日検索.
4) 上里一郎監：心理アセスメントハンドブック．p247, 西村書店, 2001.
5) 松原達哉編著：心理テスト法入門．p152-153, p282-285, p113-115, 日本文化科学社, 2001.

　　28歳の男性 A。A は1か月前に幻覚妄想状態を発症し、1週間前に精神科病院を受診した。統合失調症と診断され、抗精神病薬の投与が開始された。本日の早朝、家族の呼びかけに反応がなく、無動であったため、精神科病院に救急車で搬送された。意識障害、40℃台の高熱、発汗、頻脈、血圧上昇、四肢の筋強剛及び振戦を認める。頭部 CT 検査と髄液検査に異常はなく、血液検査では、白血球数の増加、炎症マーカーの亢進及びクレアチンキナーゼ〈CK〉の著明な上昇を認める。尿は暗赤褐色である。

　　A の病態について、適切なものを1つ選べ。

① 熱中症
② 悪性症候群
③ 急性ジストニア
④ セロトニン症候群
⑤ 単純ヘルペス脳炎

解説

　　悪性症候群は抗精神病薬を初回大量投与したときや急速増量した際に出現する副作用の1つである。高熱が出現し発汗や筋強剛が著しくなり、横紋筋が融解して、ミオグロビンやクレアチンホスホキナーゼ（creatine phosphokinase：CPK［＝クレアチンキナーゼ creatine kinase：CK］）といった筋原酵素が異常に上昇して、血圧や脈拍などバイタルサインが大きく変動して、意識障害を呈する。早期に適切に診断して、抗精神病薬を全面的に中止して、補液を行うなどの適切な対応をしないと、ミオグロビンが腎臓の糸球体という濾過装置を詰まらせて急性腎不全に陥り、カリウムなどの電解質をうまく排泄できなくなって、高カリウム血症が原因で心室細動という不整脈が出現すると急性心不全で致命的になる。病態が周知されるようになり致死率は大幅に減少した。神経内科の領域でも、L-ドーパなどのパーキンソン病治療薬を突然断薬した際に出現することがある。

① × 病態としては近いものの、発症機序が異なる。

② ○ 統合失調症初発で1週間前から抗精神病薬投与を開始されたタイミングでの高熱、発汗、CPK 高値、暗赤褐色のミオグロビン尿といった経過は悪性症候群として典型的である。

③ × 急性ジストニアは、眼球が上転したり、舌が突出したり、頭部や体幹が異常に筋緊張して意図に反して捻転してしまうことに伴う不随意運動や異常姿勢で、ドパミン D_2 受容体遮断効果の高い抗精神病薬の副作用で起こる。

④ × セロトニン症候群は選択的セロトニン再取り込み阻害薬（selective serotonin reuptake inhibitor：SSRI）などセロトニン神経に作用する薬剤の投与でセロトニンが過剰になることによって、精神状態の変調、自律神経の過剰興奮、神経筋系の異常興奮を呈する病態である。不安、焦燥、戦慄、興奮、錯乱、せん妄、

発汗、頻脈、散瞳、反射亢進、ミオクローヌス、振戦などが現れる。

⑤ ✕ 単純ヘルペス脳炎は、発熱、髄膜刺激症状などに始まり、意識変容下での、幻
覚妄想、興奮、行動異常が出現し、記憶障害や人格変化などの後遺症を呈する
こともある。

正答 ②

【引用・参考文献】
1) 西嶋康一：縮刷版 現代精神医学事典（加藤敏ほか編）. p624, 弘文堂, 2016.

問71

16. 健康・医療に関する心理学
　（3）保健活動における心理的支援
17. 福祉に関する心理学
　（3）虐待、認知症に関する必要な支援

　79歳の男性 A。3人の子どもが独立した後、A は妻と二人暮らしだったが、1年
前にその妻に先立たれた。妻の死後しばらくは、なぜ丈夫だった妻が自分より
も早く死んだのかという思いが強く、怒りのような感情を覚えることが多かっ
たが、最近はむしろ抑うつ感情が目立つようになってきている。近くに住む娘に、
20歳から30歳代だった頃の話を突然し始めたり、その一方で「自分のこれまでの
人生は無駄だった、もう生きていてもしょうがない」というような発言が増えて
きたりしている。また、本人は自覚していないが、既にやり終えたことを忘れ
てしまうことも少しずつ生じてきている。
　A の心理状態の説明として、<u>不適切なもの</u>を1つ選べ。
① 絶望
② 認知機能の低下
③ レミニセンスバンプ
④ 補償を伴う選択的最適化
⑤ 妻の死の受容過程の初期段階

解説

　老年期の抑うつ、認知症の発症の心理的な背景がみられるケース。問題解決へ向けて
心理的な反応の理解が求められる。認知症についても医療機関での診察が必要である。

① ○ 絶望はエリクソン E.H.Erikson の発達段階の老年期における危機である。この
時期には、子育ての終了、定年退職、配偶者の病、死という人生の節目に際し
て様々な変化が訪れる。この際、人生を振り返って自問し、満足感の欠落から
絶望を感じる。このケースは、年齢からおそらく退職しているなど、社会的な
役割を喪失している可能性が高く、子どもは独立し、妻にも先立たれ、家族的
な役割も喪失している。人生を振り返り、若かった頃の充実していた時期を振
り返り、現在の社会的、家族的な役割の喪失、老いを実感し、絶望感を強めた
と考えられる。

② ○ やり終えたことを忘れてしまうといった記銘、記憶障害が他覚的に確認されている。記憶障害の進行とともに、妥当性のある判断、論理性など問題解決のための認知機能も低下してくる。このケースの場合、脳に器質的な所見があるかどうか、その他の病態として治療可能な疾患による記憶障害も考慮し、医療機関での診察が必要である。

③ ○ 20歳から30歳代の記憶を想起し自身のアイデンティティーを確認している記載があり、レミニセンスバンプが確認できる。

④ × このケースでは社会的、家族的な喪失と認知機能の低下が要点と思われる。喪失体験を最小にするように目的を下げる（selection）とか、現状に合わせた最適化への努力（optimization）とか、埋め合わせなど代償的（compensation）な対応がなされていない。このため、不適切である。認知機能の低下を伴うと、補償を伴う選択的最適化といった心理的なプロセスが困難になるため、認知機能の低下の原因に治療可能なものもあるので医療機関での診察が必要となる。

⑤ ○ 妻の死の受容として、急性期として、ショックと否認の時期、否認や怒りなど感情の揺れ動きがあったことが推察される。現在は、この時期を過ぎて、抑うつ感など慢性期的な症状がみられてきている。妻の死を受容する過程に移行しつつあると解釈できる。

正答 ④

📍 臨床的ポイント

　老年期の抑うつ、認知症の発症の心理的な背景を認めるケースである。心理的な背景に、脱水や発熱をきたす疾患など病態生理的な問題が加わると、一過性にせん妄状態になりやすい。また、脳に脳梗塞や神経細胞の変性による脳萎縮などの器質的な問題があると、記憶障害（初期は主に記銘力障害）が徐々に進行し、せん妄状態も遷延化し、認知症の診断を受けることがある。このようなケースでは、脳神経内科、精神神経科の医師の受診とともに、公認心理師による専門的な評価が重要である。認知症など疾患により脳に器質的な障害がある場合、問題解決のための心理的な介入が困難となることがあり、リハビリテーションスタッフ（特に作業療法士）とリハビリ治療チームとして対応することも考慮する必要がある。

17. 福祉に関する心理学
（1）福祉現場において生じる問題とその背景

　　14歳の女子 A、中学2年生。A は母子家庭で育ったが、小学6年生のときに実母が再婚し、現在は継父を含めた三人家族である。ある日、A の顔色が悪いため、友人が A を保健室に連れて行った。養護教諭が A から話を聞いたところ、A は「あの人（継父）が夜中に部屋に入ってきて身体を触り、抱きついてくるから、家に帰りたくない」と語った。同時に「他の先生や親には絶対に言わないでほしい」と訴えた。養護教諭は重大な問題であると A を諭し、教頭と校長に伝え、学校から児童相談所に通告をした。すぐに児童福祉司が学校で A と面談し、虐待の可能性が強いと判断し、A を一時保護した。

　　現時点での児童相談所の対応として、適切でないものを1つ選べ。

① 　A の了解を得て、産婦人科医の診察を受けてもらう。

② 　児童福祉司が、継父の性的虐待を処罰するために告訴することを勧める。

③ 　児童心理司による面接や一時保護所での行動観察を通して、被害の影響について調査、評価を行う。

④ 　司法面接で用いられる面接技法のトレーニングを受けた職員が被害状況を確認するための面接を行う。

⑤ 　児童福祉司が両親に対して、一時保護の理由、これからの見通し、保護者に不服審査請求の権利があることなどについて説明する。

解説

　厚生労働省による「子ども虐待対応の手引き」[1] の中で、性的虐待については特別な対応を示している。

　性的虐待の場合、適切な対応のためには迅速な分離が原則となる。その際、保護者の不安を取り除くためにも、保護に至った理由と今後の見通しを伝えておくことが大切である。加えて、「児童相談所長は保護者の同意がなくとも、職権で一時保護ができること、この決定に不服がある場合は行政不服審査法に基づき不服申立をすることができることを伝える」[1] ことが明記されている。

　子どもへの対応としては、各専門職による、面接および調査、身体医学的なチェックを行い、援助方針会議を経て、方針を決定する。児童福祉司は、調査や判定などを踏まえて指導方針の策定を行う（社会診断）。児童心理司は、虐待が発達や心理に与えた影響について心理学的調査ならびに判定を担当する（心理診断）。医師による医学診断では、性的虐待の場合、婦人科による診察・検査が必要になる。さらに、一時保護所職員による行動観察（行動診断）が行われる。

　被害状況を確認するための面接の場では、心理的負荷を避け、ありのままを聞き取るために、司法面接の技法が用いられる。のちに刑事事件として扱われる場合が想定されるため、証拠として活用することも視野に入れ、司法面接が取り入れられている。

　したがって、①③④⑤は適切であるといえる。②は、児童福祉司を含む児童相談所の職員が告訴するように勧めることはなく、不適切であるといえる。そのため、②が正答

となる。

① ○、② ×、③ ○、④ ○、⑤ ○

正答　②

 臨床的ポイント

　公認心理師は、児童心理司として心理診断に関与することが多いだろう。その際の診断は面接に限らず、行動観察や心理検査、関係者からの聴取等を経て、多角的にアセスメントを行う。その内容は、知的発達レベルとその内容、情緒・行動面の特徴とその心的外傷体験の程度、親子関係・家族関係、集団生活（学校、保育所等）の適応状況、虐待者の病理性である。診断にあたっては、子どもが安心できる関係性を築けていることが前提となる。子どもから虐待に関する開示があった場合には、丁寧に慎重に話を受け止めていくことが必要である。

【引用・参考文献】
1）厚生労働省：子ども虐待対応の手引き（平成19年1月23日）.
　　https://www.mhlw.go.jp/bunya/kodomo/dv12/00.html より2019年11月23日検索.

問73

14. 心理状態の観察及び結果の分析
　（1）心理的アセスメントに有用な情報（生育歴や家族の状況等）とその把握の手法等
18. 教育に関する心理学
　（2）教育現場における心理社会的課題と必要な支援

　　8歳の男児A、小学2年生。入学当初から落ち着きがなく、授業中に立ち歩く、ちょっとしたことで怒り出すなどの行動があった。2年生になるとこのようなことが多くなり、教室から飛び出し、それを止めようとした担任教師に向かって物を投げるなどの行動が出てきた。
　　Aの行動を理解するためのスクールカウンセラーの初期対応として、<u>不適切なもの</u>を1つ選べ。
① 　Aの作文や絵を見る。
② 　Aの知能検査を実施する。
③ 　1年次の担任教師からAのことを聞く。
④ 　担任教師や友人のAへの関わりを観察する。
⑤ 　Aの家庭での様子を聞くために、保護者との面接を担任教師に提案する。

解説

　スクールカウンセラーとして小学校に勤務し、問題行動を呈する児童をアセスメントする際に、どう行動すべきかを問われている問題である。背景には、次の基礎知識が求められる。スクールカウンセリング、心理アセスメント、見立て、ケースフォーミュレーション、コンサルテーション、観察法、保護者との連携。

① ○　作文や絵からは、筆圧の程度、字形や物の形がどの程度整っているか、文章構成力などを見ることができ、Aの発達段階や知的な能力を推察できる。また、

色使いや表現されている内容からは、Ａの興味・関心や日々感じていることなどを知ることもできる。

② ✕ 東京都および神奈川県では、学校で各種心理検査は実施せず、適切な専門機関を紹介することとされている。都道府県により違いはあるだろうが、基本的には医療機関などを紹介する場合が多いと思われる。やむを得ず学校で実施する場合でも、Ａそして保護者とのラポールおよびインフォームド・コンセントが必要とされるため、初期対応としては不適切である。

③ ◯ 1年次の様子を聞くことで、行動の変遷や、環境の変化も含めてどのような要因が影響しているかを把握することができる。また、保護者との連携の有無など家庭についての情報も聞けるとよいだろう。

④ ◯ 担任教師や友人との関わりを観察し、問題行動が起こる場面と起こらない場面の違いがあれば、その要因を検討することができる。

⑤ ◯ 問題行動の要因が家庭内にある可能性もある。保護者から家庭状況やＡの様子、問題行動についての思いを聞き、協力関係を築けるとさらによいだろう。

正答 ②

臨床的ポイント

　Ａの言動は、一見すると発達障害の可能性が頭に浮かぶが、愛着の問題や虐待、トラウマ反応、担任との関係性、家庭を含む環境の急激な変化による影響など、様々な要因による可能性も考えられる。まずは情報収集を行い、環境調整や保護者との連携で対応できる範囲なのか、専門機関を紹介する必要があるかを検討していくことが有効であろう。問題行動であるネガティブな部分に焦点が当てられやすいが、笑顔で活動できているなどの健康的な部分があったなら、そこにも注目して、Ａを総合的に理解し支援方法を考えていけるとよい。

【引用・参考文献】
1）福島哲夫編集責任：公認心理師必携テキスト．p35，p301-302，p311，p532-533，学研メディカル秀潤社，2018．
2）神奈川県教育委員会：スクールカウンセラー業務ガイドライン．
　http://www.pref.kanagawa.jp/uploaded/attachment/845225.pdf より2019年11月11日検索.
3）東京都教育庁指導部指導企画課生活指導班：スクールカウンセラー活用ガイドライン．

35歳の男性A、営業職。時間外・休日労働が社内規定の月60時間を超え、疲労感があるとのことで、上司は公認心理師にAとの面接を依頼した。直近3か月の時間外・休日労働の平均は64時間であった。健康診断では、肥満のために減量が必要であることが指摘されていた。疲労蓄積度自己診断チェックリストでは、中等度の疲労の蓄積が認められた。この1か月、全身倦怠感が強く、布団から出るのもおっくうになった。朝起きたときに十分に休めた感じがなく、営業先に向かう運転中にたまに眠気を感じることがあるという。

公認心理師の対応として、<u>不適切なもの</u>を1つ選べ。

① 生活習慣の把握を行う。
② うつ病などの可能性の評価を行う。
③ Aに運転業務をやめるように指示する。
④ Aの医学的評価を求めるように事業主に助言する。
⑤ 仕事の負担度、仕事のコントロール度及び職場の支援度を把握する。

解説

公認心理師法第2条では、公認心理師の役割について、「1. 心理に関する支援を要する者の心理状態を観察し、その結果を分析すること、2. 心理に関する支援を要する者に対し、その心理に関する相談に応じ、助言、指導その他の援助を行うこと、3. 心理に関する支援を要する者の関係者に対し、その相談に応じ、助言、指導その他の援助を行うこと、4. 心の健康に関する知識の普及を図るための教育及び情報の提供を行うこと」が挙げられている。

産業・労働場面において労働者の支援を実践することも、公認心理師の重要な役割であり、労働者（心理に関する支援を要する者）の生活習慣や心理的状態を十分にアセスメントすること、事業者（心理に関する支援を要する者の関係者）に対して十分な助言・指導を行うことも重要な役割である。こうしたなか、①②④⑤は公認心理師の役割にマッチした支援活動であるといえる。一方、運転業務をやめるよう指示することは、場合によっては想定できる。しかしながら、運転に支障が生じるだろう労働者に対して、運転業務をやめること"のみ"を指示するのであれば、それは不適切である。

労働基準法では、月60時間を超える時間外労働に対して割増賃金率を引き上げ、2023年度からは中小企業にも適用される。これは、使用者（事業者）に対し経済的負担を課すことで、時間外労働を抑制することを目的とした施策であり、月60時間以上の時間外労働が労働者の心身の不調に及ぼす影響の大きさを示しているものといえる。

直近3か月の時間外・休日労働の平均が64時間である男性Aは、疲労感や倦怠感などの自覚症状もあることから、運転業務のみならず、業務全体の内容（量・質とも）を精査し、環境調整も含めた包括的支援が求められる。こうしたことから、③は不適切といえる。

① ○、② ○、③ ×、④ ○、⑤ ○

正答 ③

【引用・参考文献】
1) 厚生労働省・都道府県労働局・労働基準監督署：時間外労働の上限規制　わかりやすい解説. 2019.
https://www.mhlw.go.jp/content/000463185.pdf より2020年1月19日検索.

問75

18. 教育に関する心理学
(1) 教育現場において生じる問題とその背景
(2) 教育現場における心理社会的課題と必要な支援

23歳の男性 A、大学4年生。A が学生相談室に来室した。昨年度末で卒業の予定であったが、必修科目の単位が取得できず留年した。その必修科目については1年次から何度も履修を繰り返し、単位取得に向けて最大限の努力を続けてきたが、結果は全て不合格であった。今年度からは、留年した学生のための特別な学習指導を新たに受けられるようになった。それにもかかわらず、努力をしても無駄だと感じて意欲を喪失し、欠席が続いている。
　現在の A についての説明として、最も適切なものを1つ選べ。
① 自尊感情が過度に低い。
② テスト不安が過度に高い。
③ 学習性無力感に陥っている。
④ ソーシャルスキルが不十分である。

解説

　本問は、学生相談領域の事例であるが、A のアセスメントに加え、以下の専門用語の意味を把握している必要がある。自尊感情、学習性無力感、ソーシャルスキル。

① ✕　自尊感情とは、全般的な自己に対する評価を意味し、高いほど自分に肯定的な見方をしている。A は自信が低下している可能性は推察されるが、自尊感情が過度に低いとはいえない。

② ✕　4年間にわたりおそらくテストを受験してきていること、あるいはテストを回避した時があったとしても、テスト場面のみを回避しているわけではなく授業も欠席していることから、テスト不安が過度に高いとはいい切れない。

③ ◯　学習性無力感とは、セリグマン M.E.P.Seligman がオペラント条件づけの実験結果から導いた概念で、恐怖条件づけの最中に回避できない状況が持続すると、回避行動の発現率が低下する現象である。4年間単位取得に向けて最大限の努力を続けてきたにもかかわらず不合格となった結果、意欲を喪失してしまっていることから、最も適切である。

④ ✕　ソーシャルスキルとは、他者との円滑な関係を保持するために必要な認知判断や行動のことである。A の能力的な問題や学習への取り組み方の問題がある可能性はあり、さらにはわからないところを友人に教えてもらうなどのソーシャルスキルが不十分である可能性は考えられるが、現段階の情報からはソーシャルスキルが不十分とはいえない。

正答　③

　履修計画通りに単位取得ができず留年となった学生は、留年となったショックや自信喪失だけではなく、卒業学年である場合は特に、同学年の友達が先に卒業してしまうことから、孤独感が募って大学から足が遠ざかってしまうことも多い。そのため、学生相談室がある種の居場所としての機能を果たすことが期待される。学生の心理的なサポートはもちろん、学習への取り組み方など単位取得に向けてできることがないか一緒に考えたり、必要に応じて所属学科の教職員などと連携を行うことも有効である。

　併せて、卒業学年の学生は、学業と並行して就職活動も行わなくてはならないため、不安とプレッシャーが大きくのしかかる。学内のキャリアセンターなどを紹介したり、就職活動の見通しを情報としてカウンセラーから伝えることが役立つ場合もある。一方、在籍中は学業を優先して、就職活動は卒業後に行うという選択肢もあることから、学生と相談しながら方向性を定めていけるとよいだろう。

【引用・参考文献】
1)　福島哲夫編集責任：公認心理師必携テキスト. p164, p228-229, p242, p571, 学研メディカル秀潤社, 2018.

問76

3. 多職種連携・地域連携
多職種連携・地域連携の意義及びチームにおける公認心理師の役割

　58歳の女性 A。1年前に会社の健康診断で軽度の肥満と高血糖を指摘されたが、そのままにしていた。最近、家族に促されて総合病院の糖尿病内科を受診したが、自ら治療に取り組んでいくことに前向きになれない様子であった。そのため、多職種からなる治療チームで対応を検討することになり、そのメンバーである公認心理師に A に対する心理的支援が依頼された。

　A に対する心理的支援を様々な職種と連携しながら進める上で、適切なものを2つ選べ。

①　心理面接で A から得た情報は、他職種から得た情報よりも常に重要である。

②　治療初期の心理的支援の主な目的は、服薬アドヒアランスを高めることである。

③　生物心理社会モデルに基づき、A の心理面だけでなく身体面や社会面も理解する。

④　A のセルフモニタリングから得られた情報を他職種と共有しながら、食事や運動の行動変容を進める。

⑤　医師、看護師、管理栄養士など多くの職種の専門性を活かすために他職種の行っていることに意見をしないようにする。

解説

　本問のポイントは、多職種連携（医療現場）における公認心理師の姿勢と役割である。特に、その文脈における公認心理師として必要な「姿勢」とは、自らの専門職の責任範

囲（および、その限界）を的確に把握したうえで、他の専門職に対して敬意を払いつつ、きちんと相互交渉（inter-action）することである。

　以上のように考えると、「①他職種から得た情報よりも常に重要である」と「⑤他職種の行っていることに意見をしないようにする」という選択肢は、不適切なものであるといえる。

　「②服薬アドヒアランスを高めることである」については、確かに服薬アドヒアランスを高めることは重要ではあるものの、公認心理師の主たる「役割」であるとはいい難い（むしろ医師や看護師などの「守備範囲」である）。そのため、これも正答の候補から「外れる」ことになる。

　「③Ａの心理面だけでなく身体面や社会面も理解する」については、身体面や社会面に実際には介入せずとも、それらを理解したうえで、心理面に対して働きかける必要があるため、「適切である」といえる。

　「④食事や運動の行動変容を進める」ことは、公認心理師の主たる「役割」であると考えられ、「適切である」といえる。そして、この場合「行動変容ステージモデル」に基づいて心理的支援をする必要がある（問142解説を参照）。また、食事メニューの内容については栄養士と、運動（動作）メニューの内容については理学療法士や作業療法士と密に連絡や相談をするべきである。

① ×、② ×、③ ○、④ ○、⑤ ×　　　　　　　　　　　　　正答　③、④

 臨床的ポイント

　臨床的にいえば、軽度の肥満と高血糖という診断がおりただけで「自ら治療に取り組んでいくことに前向きになる」人のほうが珍しいといえるだろう。本事例のように、家族に促されてでも総合病院の糖尿病内科に受診してきたことは賞賛に値する（実際に、初回面接では積極的に賞賛すべきである）。そして、女性Ａに対しては、すぐに肥満の改善に焦点化するのではなく、高齢期に向けての生活や人生に対する「ギアチェンジ」を考える機会として心理面接を捉えてもらうことが肝要ではないだろうか。

【引用・参考文献】
1）　武藤崇編著：55歳からのアクセプタンス&コミットメント・セラピー（ACT）－超高齢化社会のための認知行動療法の新展開（電子書籍）. ratik, 2017.
　　http://ratik.org/7288/907438265/

22. 精神疾患とその治療
（1）代表的な精神疾患の成因、症状、診断法、治療法、経過、本人や家族への支援

　　12歳の女児A。祖父Bと散歩中に自動車にはねられた。Bは全身を打撲し、救命救急センターの集中治療室で治療を受けているが、意識障害が持続している。Aは下肢骨折により整形外科病棟に入院した。入院後、Aは夜間あまり眠れず、夜驚がある。日中は、ぼんやりとした状態がみられたり、急に苛立ち、理由もなくかんしゃくを起こしたりする。両親が自宅から持ってきたAの好きなぬいぐるみを叩いたり、壁に打ち付けたりする。

　　Aの行動の説明として、適切なものを<u>2つ</u>選べ。

① 素行障害

② 解離性障害

③ 反応性アタッチメント障害

④ トラウマティック・ボンディング

⑤ ポストトラウマティック・プレイ

解説

　Aの問題行動は、自分と祖父が自動車にはねられるという心的外傷的出来事を直接体験したことによって発現していると考えられる。Aの示している睡眠障害、ぼんやりとした状態、苛立ちやかんしゃくは、心的外傷後ストレス障害の基準を満たすということができる。

① ✕　素行障害は、「精神疾患の診断・統計マニュアル第5版（Diagnostic and Statistical Manual of Mental Disorders 5th Edition：DSM-5）」[1] によると「他者の基本的人権または年齢相応の主要な社会的規範または規則を侵害することが反復し持続する行動様式」（基準A）であり、「臨床的に意味のある社会的、学業的、または職業的機能の障害を引き起こしている（基準B）」ことが、過去12か月の間に存在し、少なくとも基準の1つが過去6か月の間に存在したことが診断基準となる。Aの行動は、素行障害の基準を満たしていないため、適切とはいえない。

② ◯　解離性障害は、心的外傷的体験をすることによって生じることがあり、心的外傷後ストレス障害の診断基準には、解離症状が含まれている。Aに発現している『ぼんやりとした状態』は、解離性障害群の離人感・現実感消失症にあたると考えられるため、適切であるといえる。

③ ✕　反応性アタッチメント障害は、DSM-5[1] によると「著しく障害された発達的に不適切なアタッチメント行動の様式によって特徴付けられる」障害である。また、反応性アタッチメント障害は5歳以前に明らかであるため（基準F）、適切とはいえない。

④ ✕　トラウマティック・ボンディングとは、ドメスティック・バイオレンスにおける「一方が他方に対して権力を持ち、周期的な暴力が不確実に起きると、次回は良くなるだろうと期待し逆に加害者と強く結び付けられる」[2] という関係性を示す概念であるため、本事例には適切ではない。

⑤ ◯　子どもの場合、心的外傷的体験を言葉で表現することが難しいために、遊びの

なかで繰り返し再演されることがある。

📍 臨床的ポイント

　レノア・テア Lenore Terr[3]は、ポストトラウマティック・プレイの特徴を、「①反復強迫性、②関連性が意識化されていないこと、③単純な防衛機制（攻撃者への同一化、転移、取り消し、ファンタジーによる否認）、④不安の低減が無いこと」としている。奥山（2012）[4]によると、「ポストトラウマティック・プレイによって、子どもが、トラウマとなった体験の再体験と解放のプロセスを繰り返すのを促進し、そのプロセスにおいて、虐待という体験のトラウマ性記憶に伴う情緒的な衝撃を逓減させることにより、その体験の記憶を一般的な過去の記憶としてさらに新たな意味づけを持つ記憶として、物語記憶に再統合する」ことが、心的外傷的体験をした子どもへの心理療法に必要であることが示されている。

【引用・参考文献】
1) American Psychiatric Association 編：DSM-5 精神疾患の診断・統計マニュアル（日本精神神経学会日本語版用語監，髙橋三郎ほか監訳）．p263-304，p461-467，医学書院，2014.
2) 野島一彦ほか監，中島健一編：公認心理師の基礎と実践［第17巻］福祉心理学．p41．遠見書房，2018.
3) 金吉晴編：心的トラウマの理解とケア，第2版．p211-234，じほう，2006.
4) 奥山眞紀子ほか編：虐待を受けた子どものケア・治療．p45，診断と治療社，2012.

問78

4. 心理学・臨床心理学の全体像
（1）心理学・臨床心理学の成り立ち

　生物心理社会モデルについて、適切なものを1つ選べ。
① スピリチュアリティを最も重視するモデルである。
② クライエントを包括的に理解する上で有用なモデルである。
③ 医療技術の高度化を促進するために考案されたモデルである。
④ 生物生態学的モデルへの批判を背景に生まれたモデルである。
⑤ クライエントの健康や疾病に責任を持つのは医療従事者とみなすモデルである。

解説
　生物心理社会モデルはエンゲル G・Engel がそれまでの生物医学モデルへの批判を背景に1977年に提唱したものである。
① × 生物心理社会モデルに「スピリチュアリティ」の側面を加えようという議論は1990年代の終わりに起こった経緯はあるが、結局は採択には至らなかった。
② ○ クライエントをあらゆる側面からできるだけ包括的に理解しようとするモデルである。
③ × 単に医療技術の高度化を促進するために考案されたわけではない。
④ × 生物生態学的モデルとは、個体と環境との相互作用を重視した考え方であり、むしろ生物心理社会モデルのもととなった発想である。

⑤ × 健康や疾病の責任についてのモデルではない。

正答 ②

【引用・参考文献】
1) 厚生労働省：報道発表資料 − WHO 憲章における「健康」の定義の改正案について（平成11年3月19日）.
   https://www.mhlw.go.jp/www1/houdou/1103/h0319-1_6.html より2020年1月9日検索.
2) Nagase M：Does a Multi-Dimensional Concept of Health Include Spirituality? Analysis of Japan Health Science
   Council's Discussions on WHO's'Definition of Health'（1998）. International Journal of Applied Sociology 2（6）：
   71-77, 2012

問79

9. 感情及び人格
（1）感情に関する理論と感情喚起の機序
（2）感情が行動に及ぼす影響
（3）人格の概念及び形成過程

基本感情のうちの怒りについて、適切なものを1つ選べ。
① 敵意帰属バイアスは、怒りの喚起を抑制する。
② パラノイド認知の性格傾向のある人は怒りを生じにくい。
③ 進化論の観点からは、怒りは自然淘汰上の有利さをもたらす。
④ 怒りの表情に対する認知については、異文化間での共通性はない。
⑤ タイプ C パーソナリティの人は怒りを含むネガティブ感情を表出しやすい。

解説

　怒りをはじめとした基本感情は、多岐にわたる心理学領域において検討がなされており、多面的な観点から理解しておくことが望ましい。

① × 敵意帰属バイアスは、相手の行為を悪意によるものと解釈する帰属の誤りであり、怒りを誘発するため、誤りである。

② × パラノイド認知は、「自分は他者から敵意や悪意を向けられている」と感じやすい認知スタイルであり、怒りを誘発するため、誤りである。

③ ○ 怒りには、自己防衛に効果的な行動の準備状態をつくるという適応的側面があるため、適切である。

④ × 怒りの表情認知には、異文化間での共通性が認められているため、誤りである。

⑤ × タイプ C パーソナリティは、感情の抑圧と社会的な同調性を特徴としていることから、誤りである。

正答 ③

5. 心理学における研究
（2）心理学で用いられる統計手法

　　1要因分散分析の帰無仮説として、正しいものを1つ選べ。
① 全ての水準の母平均は等しい。
② 全ての水準間の母分散は等しい。
③ 全ての水準の母平均は等しくない。
④ 少なくとも1組の水準間の母平均は等しい。
⑤ 少なくとも1組の水準間の母平均は等しくない。

解説

　　分散分析とは、3つ以上のグループ間のそれぞれ分散の違いを利用して、平均値の差を分析して有意差を検定する方法である。統計的仮説検定では、帰無仮説と対立仮説を立て、検定統計量と有意水準を決めたのちに、データから検定統計量の実現値を求め、有意確率を確認し、有意かどうかの判断をしたうえで、帰無仮説を棄却または採択するという手順をとる。1要因分散分析の帰無仮説は、「①全ての水準の母平均は等しい」であり、対立仮説は、「③全ての水準の母平均は等しくない」である。そして、要因の効果が有意となった場合に、どの水準間に差があるのかどうかについて検討する。これを多重比較と呼ぶ。よって、正答は①である。

① 〇、② ✕、③ ✕、④ ✕、⑤ ✕

正答　①

7. 知覚及び認知
（1）人の感覚・知覚の機序及びその障害

　　運動視に関連した現象として、正しいものを1つ選べ。
① McGurk 効果
② マッハバンド
③ 変化の見落とし
④ McCollough 効果
⑤ フラッシュラグ効果

解説

　　運動視とは、外界にある物体の運動方向や速度を知覚する視覚機能である。
① ✕　McGurk 効果は、言語音声の音韻知覚時において、聴覚情報（音韻の音声）と視覚情報（発話の映像）に相互作用が生じることを示す現象であり、誤りである。
② ✕　マッハバンドは、明暗の対比に関する錯視の一種であり、誤りである。
③ ✕　変化の見落としは、注意を向けている対象の変化を検出できない現象であり、誤りである。
④ ✕　McCollough 効果は、互いに方向の異なる縞刺激によって色の残効が随伴して生

じる現象であり、誤りである。

⑤ ◯ フラッシュラグ効果は、動いている物体の位置が、突然現れて消える物体よりも進行方向にずれて知覚される運動視に関連した錯視であり、正しい。

正答　⑤

問82

8. 学習及び言語
   (1) 人の行動が変化する過程
18. 教育に関する心理学
   (1) 教育現場において生じる問題とその背景

> 　動物を対象とした研究において、うつ状態に関連する現象として、最も適切なものを1つ選べ。
> ①　負の強化
> ②　学習性無力感
> ③　嫌悪条件づけ
> ④　受動的回避学習
> ⑤　代理的条件づけ

解説

　うつ状態を説明するのは、②学習性無力感理論のみである。電気ショックを与え、それが回避可能か否かで群を分け、回避不可能であった群は、回避可能な条件に置かれても、無力感（「学習性無力感」）を呈する。①負の強化とは、反応増加の原因が、強化子の消失による場合のことを指すが、うつ状態を説明するものではない。③嫌悪条件づけとは、嫌悪刺激による条件付け一般を指し、うつ状態を説明するものではない。④受動的回避学習とは、回避学習のうち、行動しないことによるもので、うつ状態を説明するものではない。⑤代理的条件づけとは、他人の経験を見聞きする代理的経験による学習を指し、うつ状態を説明するものではない。

①×、②◯、③×、④×、⑤×

正答　②

10. 脳・神経の働き
（1）脳神経系の構造と機能

　視床下部−下垂体系の解剖と生理について、正しいものを1つ選べ。
① 視床下部のニューロンの一部は下垂体前葉に軸索を送る。
② 視床下部は下垂体後葉ホルモンの分泌を制御するホルモンを産生する。
③ 視床下部で産生されたホルモンは下垂体門脈によって下垂体に運搬される。
④ 視床下部から分泌されるソマトスタチンは下垂体からの成長ホルモンの分泌を促進する。
⑤ 血液中の副腎皮質刺激ホルモンの濃度が上昇すると、視床下部に対する負のフィードバックが低下する。

解説

　視床下部は、生命の維持に重要な役割を果たす間脳の一部であり、主に内分泌や自律神経機能に関わっている。視床下部は下垂体門脈と呼ばれる血管を通して下垂体前葉からの甲状腺刺激ホルモンや副腎皮質刺激ホルモン、性腺刺激ホルモンの分泌を調節している。また、視床下部は下垂体後葉に軸索を投射し、バゾプレッシンやオキシトシンの分泌を制御している。したがって、①と②は誤りであり、③が正しい。また、ソマトスタチンも視床下部から分泌されるホルモンであるが、下垂体前葉からの成長ホルモンの分泌を抑制する働きがあるので、④は誤りである。内分泌系の負のフィードバックとは、ホルモンの血中濃度が上昇することによって、視床下部からのホルモンの分泌を抑制する機能のことをいうので、⑤は誤りである。
① ×、② ×、③ ○、④ ×、⑤ ×

正答　③

10. 脳・神経の働き
（3）高次脳機能の障害と必要な支援

　脳損傷後に記憶障害を呈する者に対して、スケジュール管理のためのメモリーノートの使用を勧めることがある。これに該当するリハビリテーション手法として、正しいものを1つ選べ。
① 環境調整
② 反復訓練
③ 外的代償法
④ 内的記憶戦略法
⑤ 領域特異的知識の学習

解説

　脳損傷による記憶障害のリハビリテーションには、障害された機能を反復訓練（②）する「直接的治療介入」、残存機能をうまく利用して障害された機能を補う「代償的治療

介入」などさまざまな方法があるが、最も有効性が期待される方法は外的補助具を用いる外的代償法（④）である。問題文中の「スケジュール管理のためのメモリーノートの使用」は③の代表的な方法である。①の環境調整は、生活環境内のさまざまな情報（掲示板や付箋紙の利用など)を整理する方法である。④の内的記憶戦略法は「代償的治療介入」の１つであり、障害されていない視覚的記憶を利用して言語的記憶を補う視覚イメージ法などがある。⑤の領域特異的知識の学習は中等度から重度の記憶障害の場合に効果的と考えられている方法であり、日常生活において実用的な意味をもつ特定の知識（人名など)の獲得と維持を促す。

① ×、② ×、③ ○、④ ×、⑤ ×

正答　③

問85

12. 発達
（1）認知機能の発達及び感情・社会性の発達

> R. L. Selman による役割取得（社会的視点取得）の発達段階のうち、自他の視点の両方を考慮する第三者的視点をとれるようになる段階として、正しいものを1つ選べ。
> ① 相互役割取得の段階
> ② 主観的役割取得の段階
> ③ 自己中心的役割取得の段階
> ④ 自己内省的役割取得の段階
> ⑤ 象徴的相互交渉の役割取得の段階

解説

　セルマン R.L.Selman はコールバーグ L.Kohlberg による理論（道徳性発達理論）のうち、特に役割取得の概念を取り上げ、明確化し発展させた。ここでは、役割取得能力の発達を、"子どもの視点"と"他者の視点"とが分化し調整される過程と考え、役割取得能力は、すなわち社会的視点を取得する能力であると考えている。そして、社会的視点取得の段階をステージ0（自己中心的な視点：3〜6歳）、ステージ1（主観的役割取得：5〜9歳）、ステージ2（自己内省的役割取得：7〜12歳）、ステージ3（相互役割取得：10歳〜15歳）、ステージ4（社会および慣習のシステムの役割取得：12歳〜成人）の4ステージに分けている。このうち、第三者的視点をとれる段階はステージ3であることから、①が正しい。

① ○、② ×、③ ×、④ ×、⑤ ×

正答　①

【引用・参考文献】
1）荒木紀幸：道徳教育はこうすればおもしろい−コールバーグ理論とその実践．北大路書房, 1988.
2）Selman RL：The Growth of Interpersonal Understanding. New York: Academic Press, 1980.

12. 発達
（4）非定型発達

ディスレクシアに関する説明として、正しいものを1つ選べ。
① 限局性学習症に含まれる。
② 読み書き不能の状態である。
③ 言語発達に問題はみられない。
④ 音読はできるが理解ができない。
⑤ 読みの速度は速いが不正確である。

解説

　ディスレクシアとは、「文字言語に基づいた障害で、単語、文、文章を読んで理解することが困難である」状態で、最近では「発達性読み書き障害」を総称して呼ばれることが多い。学習障害の1つで、「精神疾患の診断・統計マニュアル　第5版（Diagnostic and Statistical Manual of Mental Disorders 5th Edition：DSM-5）」では、「限局性学習症／限局性学習障害」に当てはまることから、①が正答となる。

　読み書きの能力が「不能」ではなく「困難」であるため、②は誤り。ディスレクシアにより文字の学習や音と文字を関連づけることなどに影響が生じるため、おのずと言語発達は遅延していくため、③は誤り。また、④についても、語句や行を飛ばすなど音読に困難が生じるため、誤りとなる。文字言語の「正確かつ／または流暢な単語の認識の困難」さにより音読の遅延が生じやすいとされ、読みは遅く不正確となりやすいため、⑤も誤りとなる。

① ○、② ×、③ ×、④ ×、⑤ ×

正答　①

【引用・参考文献】
1）一般社団法人日本LD学会編：発達障害事典, 丸善出版, 2016.

14. 心理状態の観察及び結果の分析
（3）心理検査の種類、成り立ち、特徴、意義及び限界

知能検査における Flynn 効果について、正しいものを1つ選べ。
① 中高年ではみられない。
② 平均 IQ が徐々に低下する現象である。
③ 欧米諸国では効果が認められていない。
④ ウェクスラー式知能検査のみで検出される。
⑤ 流動性知能は結晶性知能より、この効果の影響を強く受ける。

解説

　Flynn 効果とは、ニュージーランドのフリン J. R. Flynn によって提唱された、知能指数（intelligent quotient：IQ）のスコアが時代とともに上昇し続けているという現象

を指し、1年間におおよそ0.3ポイントのスコア上昇があるとされる。

① × 研究では中高年における同年齢群での比較も行っており、効果が認められている。

② × 平均IQが徐々に「上昇」する現象である。

③ × 途上国におけるIQの上昇に比べると伸び率は低いが、欧米諸国でもIQの上昇はみられている。

④ × ウェクスラー式だけでなく、スタンフォード・ビネー式を用いた研究でも明らかになっている。

⑤ ○ 文化差の影響が少なく、問題解決能力を必要とする検査（レーヴン漸進マトリックス検査など）で特にIQの大きな上昇がみられることから、流動性知能が結晶性知能よりも強い影響を受けるといえる。

正答 ⑤

【引用・参考文献】
1) ディアリI：1冊でわかる知能（繁枡算男訳）. p127-141, 岩波書店, 2004.
2) フリンJR：なぜ人類のIQは上がり続けているのか？－人種，性別，老化と知能指数（水田賢政訳）. 太田出版, 2015.

問88

14. 心理状態の観察及び結果の分析
（3）心理検査の種類、成り立ち、特徴、意義及び限界

乳児院に一時保護された1歳半の幼児の認知・言語機能を評価する心理検査として、最も適切なものを1つ選べ。

① WPPSI-Ⅲ
② 日本語版 KABC-Ⅱ
③ 田中ビネー知能検査V
④ ベンダー・ゲシュタルト検査
⑤ 遠城寺式乳幼児分析的発達検査

解説

各心理検査の適用年齢と特徴を以下に説明する。

① × WPPSI-Ⅲ（Wechsler Preschool and Primary Scale of Intelligence-Third Edition、ウェクスラー幼児用知能検査 第3版）は、ウェクスラー D.Wechsler によって開発された幼児から児童を対象にした個別式知能検査で、適用年齢は2歳6か月〜7歳3か月である。検査は子どもの認知発達の変動性を考慮し、検査対象者を2つに区分して下位検査を実施し、全IQを算出する。

② × 日本語版 KABC-Ⅱ（Kaufman Assessment Battery for Children-Second Edition、カウフマン児童用アセスメントバッテリー第2版）は、カウフマン夫妻 A.Kaufuman & N. Kaufuman によって開発された個別式知能検査で、知能（情報を認知的に処理して新しい課題を解決する能力）と習得度（数や言葉の知識、読みの力）を測定する。適用年齢は2歳6か月〜18歳11か月である。

③ × 田中ビネー知能検査Ⅴは，田中寛一が作成したビネー式知能検査の第5版である。ビネーは知能を1つの総合体として捉えており、一般知能を測定しているという点から被検査者の基礎的な能力を把握することに優れている。適用年齢は2歳～成人までである。

④ × ベンダー・ゲシュタルト検査は、ベンダー L.Bender によって開発された作業検査であり、投影法の側面ももつ。成熟度や器質的・機能的な病理状態を知ることができ、認知症や器質的脳損傷の評価としても用いられている。児童用検査の適用年齢は5歳～10歳である。

⑤ ○ 遠城寺式乳幼児分析的発達検査は、遠城寺宗徳らによって作成され、身体的発達、精神面も含めて発達状況を分析的に捉えることができ、観察によって短時間で施行することができる。適用年齢は0か月～4歳7か月である。本問の対象児は1歳6か月であることから、適切である。

正答　⑤

【引用・参考文献】
1) 氏原寛ほか編：心理査定実践ハンドブック. p620-688, 創元社, 2006.
2) 近喰ふじ子ほか監：障害児の理解と支援－臨床の現場へ. p90-100, 駿河台出版社, 2008.

問89

17. 福祉に関する心理学
（3）虐待、認知症に関する必要な支援

認知症の高齢者への回想法について、正しいものを1つ選べ。
① 行動の変容を目標とする。
② 個人面接では実施しない。
③ 昔の物品を手掛かりにする。
④ 一定の間隔をあけて繰り返す。
⑤ 認知に焦点を当てたアプローチである。

解説

① × 行動の変容は生活習慣病、喫煙や運動不足等の対策に有効である。重要度と自信度モデルで解説される。重要性を理解しているが、改善のための行動に自信がないといったケースに、自信度を高め修正すべき習慣を行動の変容により改善する。回想法とは関係ない。

② × 回想法は集団で行うと効果的だが、集団を拒否するケースもあり、個人面接で行ってもよい。集団の他者からの共感、帰属意識、情緒の安定化や役割意識が得られ、結果として問題行動の低減や消滅に効果的である。

③ ○ 本人が若い頃の生活史のなかで、いわゆる思い出の物品や、流行歌などを手掛かりに、回想の導入に使われる。

④ × 回想法は繰り返したほうが効果的で、頻度は毎週1回程度が現実的ではあるが、一定の間隔でなくとも効果は期待できる。

⑤ × 認知症の問題行動の発生の背景となる、不安感、孤独感などを改善するために安心感を提供し、共感、役割づけなどに効果的である。認知面の改善を促す環境を提供できる。

正答 ③

問90

16. 健康・医療に関する心理学
(2) 医療現場における心理社会的課題と必要な支援
(3) 保健活動における心理的支援

精神障害回復者社会復帰訓練事業におけるデイケアでの利用者ミーティングの運営について、最も適切なものを1つ選べ。
① 原則として挙手により発言者を募る。
② 決められた全時間の参加を義務づける。
③ 利用者同士の関わりは最小限度にする。
④ 司会担当者は利用者の発言を止めてはならない。
⑤ 会話だけでなくホワイトボードや紙に書いて伝達する。

解説
　デイケアは、生活リズムの改善や対人交流技術の獲得、体力や集中力の回復および向上、生活技能の獲得、地域生活の拡充、再発予防、社会復帰など個人の状態に合わせた支援を目的としている。したがって、プログラムも利用者の希望に沿って、自ら選んで参加している場合が多い。よって、選択肢②について、ミーティングへの参加は自由でなければならず、また全時間の参加の義務づけは利用目的に反しており、利用者の安心・安全は保証しなければならない。よって、不適切である。同様に、選択肢①について、「挙手する」というルールをつくることは自発性を阻害するものである。よって、不適切である。選択肢③について、ミーティングの目的の1つは、対人交流であり対人交流を通じて対人学習や社会適応技術の発達が促される（Yalom の治療因子）。したがって、③の内容は本来の目的と矛盾するため、不適切である。選択肢④について、ミーティング内容から逸脱した内容になる場合や流れを乱す発言者がいた場合は止めなければならない。例えば、自分をコントロールできず独演状態になった利用者がいた場合、内容によっては周りの参加者は緊張した状態になりかねない。参加メンバーの安心した場の提供も司会者にとっては重要な役割である。よって、不適切である。以上より、選択肢⑤が正答であると判断できる。⑤について、会話だけ聞き取って理解するということは漏らさず聞き、それを頭の中で処理・理解するという過程をとることとなり相当なストレスになる。ストレスの軽減のためにはホワイトボードや紙などを利用することは有用である。また、情報の誤伝達を防ぐことにもつながる。

① ×、② ×、③ ×、④ ×、⑤ ○

正答 ⑤

【引用・参考文献】
1) 武井麻子：「グループ」という方法. 医学書院, 2007.
2) 福島哲夫編集責任：公認心理師必携テキスト. p227-235, p333, 学研メディカル秀潤社, 2018.
3) 精神保健福祉士養成セミナー編集委員会：精神科リハビリテーション学, 改訂第3版. p166-174, へるす出版, 2005.

問91

12. 発達
（4）非定型発達

　　自閉スペクトラム症／自閉症スペクトラム障害〈ASD〉について、正しいものを1つ選べ。
① 男性よりも女性に多い。
② 知的障害を伴うことはない。
③ 精神障害者保健福祉手帳の対象ではない。
④ 放課後デイサービスの給付対象ではない。
⑤ 感覚過敏は DSM-5の診断基準の中に含まれている。

解説

　「精神疾患の診断・統計マニュアル 第5版（Diagnostic and Statistical Manual of Mental Disorders 5th Edition：DSM-5）」における自閉スペクトラム症／自閉症スペクトラム障害（autism spectrum disorder：ASD）の基本症状の1つである B.「行動、興味、または活動の反復的な様式」の下位項目に「感覚刺激に対する過敏さまたは鈍感さ」という内容が追加されたため、⑤が正答となる。

　疫学的には男性に多いとされており、女性の3～4倍ともいわれるため、①は誤り。また、ASD は、半数以上が知的障害を伴う「自閉症」の概念も含まれるため、②も誤りとなる。

　行政による発達障害児（者）への支援は強化されてきており、「精神障害者保健福祉手帳」の対象となる精神疾患には統合失調症やうつ病のほか発達障害も含まれているため、③は誤り。「放課後デイサービス」については、児童福祉法における障害児通所支援サービスのうちの1つにあてはまるため、④も誤りとなる。

① ×、② ×、③ ×、④ ×、⑤ ○

正答 ⑤

 解答のポイント

関係行政論についても学んでおくことが大切である。

【引用・参考文献】
1) American Psychiatric Association 編：DSM-5 精神疾患の診断・統計マニュアル（日本精神神経学会日本語版用語監, 髙橋三郎ほか監訳）. 医学書院, 2014.

22. 精神疾患とその治療
（1）代表的な精神疾患の成因、症状、診断法、治療法、経過、本人や家族への支援
（2）向精神薬をはじめとする薬剤による心身の変化

　解離性障害について、正しいものを1つ選べ。

① 自殺企図との関連は乏しい。

② 心的外傷との関連は乏しい。

③ 半数以上に交代性人格を伴う。

④ てんかんとの鑑別が必要である。

⑤ 治療の方針は失われた記憶を早期に回復させることである。

解説

① × 解離性障害は心的外傷体験が影響して、生き辛さを抱えていることが多く、自殺のリスクにも注意を要する。

② × 解離性障害の患者の成育歴には虐待などの心的外傷体験が潜んでいることがしばしばである。

③ × 「疾病及び関連保健問題の国際統計分類 第10版（ICD-10）」では、解離性障害の内訳として、解離性健忘、解離性遁走、解離性昏迷、トランスおよび憑依障害、解離性運動障害、解離性痙攣、解離性知覚麻痺および知覚脱失などが挙げられている。解離性同一性障害は解離性障害の1つの病型ではあるが、半数以上とはいえない。解離性同一性障害（多重人格）では交代性人格を伴うが、主人格は交代人格が出現していた間の記憶を留めていない。

④ ○ 解離性障害では、運動麻痺（失立失歩、失声）、痙攣、知覚麻痺・知覚脱失（手袋型・ストッキング型知覚脱失、ヒステリー盲・聾、ヒステリー球）、心因性非てんかん性発作などの転換症状がみられ、既知の生理メカニズムや解剖学的知識と矛盾した表現をとる。解離性痙攣はてんかんとの鑑別が必要で、脳波検査が役立つ。

⑤ × 解離による健忘内容はふとした拍子に自ずと回復することも多い。外傷的な記憶については拙速に扱えば誤記憶を生じるなど重症化しかねない。

正答　④

12. 発達
（4）非定型発達

> 注意欠如多動症／注意欠如多動性障害〈AD/HD〉の二次障害について、正し
> いものを1つ選べ。
> ① 素行障害が出現しやすい。
> ② 気分障害の合併率は5%以下である。
> ③ ペアレント・トレーニングは効果がない。
> ④ 精神分析的心理療法は治療の第一選択である。
> ⑤ 養育環境は二次障害の発症や程度に影響しない。

解説

① ○ 高い確率で併発する行動の問題として、反抗挑発症（反抗挑戦性障害）や素行症
（素行障害）が挙げられる。

② × 成人の健常群との生涯有病率の比較では、健常群45.6％に対し注意欠如多動症／
注意欠如多動性障害（attention-deficit/hyperactivity disorder：AD/HD）群で
は71.7％に他の精神疾患が存在している。なかでも大うつ病を初めとする気分障
害の併存率が高い。

③ × 行動療法をベースとした親の子どもへの適切な関わり方の学習を目指したプロ
グラムであり、発達障害児への効果的な治療手段の1つとされている。特にAD/
HDに対しては行動療法で用いられる問題解決方法を保護者に教えて、子どもに
対して実践してもらう行動的ペアレント・トレーニングが有効とされている。

④ × 治療ガイドラインでは、中枢神経刺激薬を中心とした薬物療法が第一選択となっ
ているが、2000年以降、薬物療法に加えて心理療法を行うことで治療効果が高ま
ることが実証されている。ただし、上記③の解説の通り、心理療法の中では行
動療法をベースとしたものが効果が高いとされている。

⑤ × 家族からの継続的で、温かなサポートは子どもの長期予後にきわめて大きな力
を発揮する。家族関係の子どもの症状や予後への影響力は甚大である。

正答 ①

 背景的知識

素行障害の有病率は約10％である。発症は通常，小児期後期または青年期前期であり，
女児よりも男児のほうがはるかに多いとされている。

【引用・参考文献】
1) 福島哲夫編集責任：必携公認心理師テキスト．学研メディカル秀潤社, 2018.
2) 中村和彦編著：大人のADHD臨床－アセスメントから治療まで．金子書房, 2016.

適性処遇交互作用の説明として、正しいものを1つ選べ。
① 学習者の適性は遺伝と環境の相互作用によって形成される。
② 学習成果は教授法などの学習条件よりも学習者の適性によって規定される。
③ 教授法などの学習条件と学習者の適性の組合せによって学習成果が異なる。
④ 困難な学習課題であるほど、学習成果は教授法などの学習条件よりも学習者の適性によって規定される。
⑤ 容易な学習課題であるほど、学習成果は教授法などの学習条件よりも学習者の適性によって規定される。

解説

適正処遇交互作用（attitude treatment interaction：ATI）とは、クロンバック L.J.Cronbach により提唱された教授・学習分野の理論である。これにより、指導法の効果は学習者によって異なることが説明される。このとき、学習者側の要因は適性と呼ばれ、知的能力やパーソナリティ、認知スタイルなど学習成果に関する個人的背景が含まれる。図はある適性が高い生徒には処遇B（●）のほうが高い学習成果が得られ、そうでない生徒には処遇A（◆）のほうが高い学習成果が見込まれることを示している。よって、ATIの説明として正しいものは、③となる。

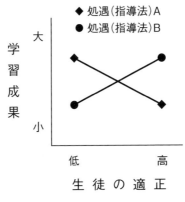

図 適性処遇交互作用の例

① ×、② ×、③ ○、④ ×、⑤ ×

正答 ③

15. 心理に関する支援（相談、助言、指導その他の援助）
　（4）良好な人間関係構築のためのコミュニケーション

　自殺予防に対する公認心理師の対応や判断として、最も適切なものを1つ選べ。
① 自殺をしようと計画する人は、死ぬことを決意している。
② 自殺の危機が緩和されるまで、心理の深層を扱うような心理療法を継続する。
③ 公認心理師がクライエントと自殺について話をすると、自殺行動を引き起こすことになる。
④ 自殺が1つの選択肢であるという考えを一旦受容し、自殺が正しい判断ではないことを確認する。
⑤ クライエントが自殺について語るときは、注意を引きたいだけであるため、実際に自分自身を傷つけることはない。

解説

　うつ状態にあるクライエントは自殺の問題を伴っており、面接者はクライエントに自殺念慮があるか否か積極的に質問するべきである。特に自殺が多く発生する回復期には細心の注意を払うことが必要である。また、演技性パーソナリティ障害や境界性パーソナリティ障害のクライエントは自殺をする可能性をほのめかすことがあり、実際に試みることもある。しかし、このようなクライエントの多くの場合は未遂に終わることが多い。自殺の仕方には、どこか演技的であり、助かるように計算されており、家族や面接者の注意を引こうとする意図がみられることが特徴的である。しかし、未遂のつもりで試みて、運悪く既遂になってしまうこともあるため、注意体制は整えるべきである。

　面接においては、クライエントの状況をいったん受け止め、クライエントの気持ちや立場に身を置いて、ともに問題解決を考える。困難な状況を改善する方法があることを伝え、「死なないこと」の約束につなげることが重要であるが、そのためには、まずクライエントのつらい気持ちに寄り添って、死にたい気持ちをしっかり受け止めることが大切である。その際、無視したり否認したり極端におそれたりするのではなく、クライエントの自殺念慮の意味・程度を知る努力が面接者に求められる。問題となっている事柄を整理し、自殺の生じる危険性のアセスメントをする。自殺をしてしまうこと以外の解決法があることを伝え、その方法を話し合うことが必要である。以上のことから、④の対応が最も適切であり、正答となる。

① ×、② ×、③ ×、④ ○、⑤ ×

正答 ④

【引用・参考文献】
1）桑原寛ほか（編集責任）：平成20年度厚生労働科学研究費補助金 こころの健康科学研究事業 自殺未遂者および自殺者遺族等へのケアに関する研究：自殺に傾いた人を支えるために－相談担当者のための指針－ －自殺未遂者，自傷を繰り返す人，自殺を考えている人に対する支援とケア－. 2009.
https://www.mhlw.go.jp/file/06-Seisakujouhou-12200000-Shakaiengokyokushougaihokenfukushibu/02_2.pdf より2019年12月20日検索.

　学校における生徒指導に関する説明で、正しいものを1つ選べ。
① 教育相談の一環として行われる。
② 小学校に生徒指導主事を置かなければならない。
③ 問題や課題のある特定の子どもに対して行われる。
④ 学習指導要領には、生徒指導が位置づけられている。
⑤ 非行や暴力、反抗などの反社会的行動を修正することである。

解説

　文部科学省が作成した「生徒指導提要」のなかでは、生徒指導とは「一人一人の児童生徒の人格を尊重し、個性の伸長を図りながら、社会的資質や行動力を高めることを目指して行われる教育活動」と定めている[1]。

① × 教育相談は生徒指導の一環として位置づけられており、教育相談の一環で生徒指導が行われるわけではない。

② × 学校の設置基準、校長・教員の配置など、学校の定義を定めた学校教育法がある。そのなかで、「中学校には、生徒指導主事を置くものとする」と定めている。

③ × 生徒指導は、特定の児童生徒を対象に行われるのではなく、すべての児童生徒が対象となっている。

④ ○ 学習指導要領は、全国どこの学校でも一定の水準が保てるよう定めた教育課程である。そのなかで、生徒が自主的に判断、行動し積極的に自己を生かしていくことができるよう、生徒指導の充実を図ることが掲げられている[2]。

⑤ × 生徒指導はすべての児童生徒が対象となっている。また、反社会的行動を修正するものではなく、児童生徒の人格のより良い発達や学校生活の充実を目的としている。

正答 ④

解答のポイント

　公認心理師は児童生徒の心の健康教育を求められており、これは生徒指導と関わりがある。そのため、公認心理師は常に心理学を学び続け、経験を重ねながら、積極的に学校組織と関わる活躍が期待されている。

【引用・参考文献】
1) 文部科学省：生徒指導提要（平成22年3月）．
　 https://www.mext.go.jp/a_menu/shotou/seitoshidou/__icsFiles/afieldfile/2018/04/27/1404008_02.pdf より2019年12月24日検索．
2) 文部科学省：学習指導要領「生きる力」：中学校学習指導要領（平成20年3月；平成22年11月一部改正）．
　 https://www.mext.go.jp/a_menu/shotou/new-cs/youryou/chu/sou.htm より2019年12月16日検索．
3) 子安増生ほか編：公認心理師エッセンシャルズ．p74-75, p138-143, 有斐閣, 2018.

　大学における合理的配慮について、最も適切なものを1つ選べ。
①　合理的配慮の妥当性の検討には、医師の診断書が必須である。
②　合理的配慮の内容は、授業担当者の個人の判断に任されている。
③　合理的配慮は学生の保護者又は保証人の申出によって検討される。
④　合理的配慮の決定手続は学内規程に沿って組織的に行うべきである。
⑤　意思決定が困難な学生への合理的配慮は、意思確認を行わず配慮する側の責任で行う。

解説

　「障害者の権利に関する条約」に基づく、教育についての障害者の権利を認め、機会の均等を実現するための制度に関する設問である。

　合理的配慮とは、「障害者の権利に関する条約」の第2条（定義）において、「障害者が他の者と平等にすべての人権及び基本的自由を享有し、又は行使することを確保するための必要かつ適当な変更及び調整であって、特定の場合において必要とされるものであり、かつ、均衡を失した又は過度の負担を課さないものをいう」とされている。

　2016年4月、障害の有無に関わらず誰もが相互に人格と個性を尊重し支え合う共生社会の実現に向けて、「障害を理由とする差別の解消の推進に関する法律」（以下「障害者差別解消法」）が施行された。この「障害者差別解消法」により、高等教育機関において障害のある学生への差別的扱いの禁止が法的義務となり、合理的配慮の提供に関しては、国公立大学および高等専門学校においては法的義務であり、私立大学は努力義務となった。

①　×　医師の診断書があれば判断しやすいが、必須とはいえない。
②　×　授業担当者の個人の判断ではなく、組織的に判断されるべきである。
③　×　学生本人の申出によっても検討される。
④　○　学内規程に沿って、関係部署と授業担当者を含む組織的な対応が必要である。
⑤　×　どんな時にも本人の意思確認は欠かせない。

正答　④

【引用・参考文献】
1）文部科学省：障がいのある学生の修学支援に関する検討会（第2回）本検討会における「合理的配慮」の定義について（案）（平成24年6月27日）.
　　https://www.mext.go.jp/a_menu/koutou/gakuseishien/shugaku/1324325.htm より2019年12月24日検索.

　　非行の要因に関する T. Hirschi の社会的絆理論について、正しいものを1つ選べ。
① 個人に対する社会的絆が弱くなったときに非行が発生すると考える。
② 親による子どもの直接的統制は、社会的絆の重要な源泉の1つである。
③ 社会的絆理論の基本的な問いは、「なぜ人は逸脱行動をするのか」である。
④ 友人への愛着が強い少年が、より非行を起こしやすいと考えられている。
⑤ 社会的絆の1つであるコミットメントとは、既存の社会的枠組みに沿った価値や目標達成に関わる度合いを意味する。

解説

　T.Hirschi の社会的絆（bond、紐帯）理論は社会統制理論の代表的なものである。社会的絆理論は、個人と順法的社会の間には絆があり、これが弱体化した時に非行化が起こるとされる。この絆とは、（1）他者への愛着（attachment）、（2）コミットメント（commitment）、（3）関与（involvement）、（4）信念（belief）、の4種類からなる。（1）愛着とは、家族や友人などの他人に対する情緒的なつながりを指す。（2）コミットメントとは、社会に承認されている目標達成のために個人が投資した量を意味する。犯罪を行えば順法的社会から得ていた地位や信頼を失うので犯罪をしないことになる。（3）関与は、規範の正当性を疑わず習慣的活動に自己を巻き込ませている程度を指し、順法的に生活する時間が長ければそれだけ犯罪に関わる時間や機会が少なくなる。（4）信念は、法律の正しさなど慣習的道徳を否定しない信念を指す。これらの4つの絆が希薄な少年は非行化しやすいとされる。したがって、⑤が正答である。①は、個人に対する社会的絆だけではないので、誤り。②は、親による直接的な統制が問題になるわけではないので、誤り。③は、「なぜ人は逸脱行動をするのか」を問題にしているわけではないので、誤り。④は、このような少年はより非行を起こしにくいので、誤りである。

① ×、② ×、③ ×、④ ×、⑤ ○　　　　　　　　　　　　正答　⑤

20. 産業・組織に関する心理学
（1）職場における問題に対して必要な心理的支援

　E. H. Schein が提唱した概念で、職務の遂行にあたって、何が得意なのか、何によって動機づけられるのか、及び仕事を進める上で何に価値を置いているのかについての自分自身の認識のパターンのことを何というか、正しいものを1つ選べ。

①　キャリア・ラダー
②　キャリア・アンカー
③　キャリア・プラトー
④　キャリア・アダプタビリティ
⑤　ライフ・キャリア・レインボー

解説

　問題文の「自分自身の認識のパターン」という記述から，個性の分類に該当するものが正答となる。②のキャリア・アンカーとは，キャリア展開の基準という意味になり、個人内に存在することが示唆されるため，正答となる。

①　×　キャリア・ラダーとは，ステップアップのための“はしご（ラダー）”という意味で、下位職から上位職へ昇る道筋と機会を提供する環境内の仕組みであるので，誤り。

②　○　キャリア・アンカーとは，得意、動機づけ、価値観で構成される自己認識のパターンの分類理論であり、正しい。

③　×　キャリア・プラトーとは、組織内でのステップアップを山登りにたとえた際の“高原（プラトー）”という意味。昇進・昇格の可能性に行き詰まった状態なので，誤り。

④　×　キャリア・アダプタビリティ（適応性）とは、置かれた環境への関心、統制（感）、好奇心、（役割遂行への）自信という4つの次元で個人の適応の水準や可能性を捉える概念なので，誤り。

⑤　×　ライフ・キャリア・レインボーとは，キャリアを職業に限定せず、子ども、学生、市民、余暇人など様々な役割があるとし、最大公約数ともいえる7つの役割を年齢的な展開のなかで考える理論であるので，誤り。

正答　②

22. 精神疾患とその治療
　（1）代表的な精神疾患の成因、症状、診断法、治療法、経過、本人や家族への支援

　ナルコレプシーについて、正しいものを1つ選べ。
　① 入眠時に起こる幻覚が特徴である。
　② 治療には中枢神経遮断薬が用いられる。
　③ 脳脊髄液中のオレキシン濃度の上昇が特徴である。
　④ 笑いや驚きによって誘発される睡眠麻痺が特徴である。
　⑤ 耐え難い眠気による睡眠の持続は通常2時間から3時間である。

解説

　ナルコレプシーは、覚醒維持機能の障害で大脳活動水準の維持とレム睡眠抑制が障害される疾患で、(1)睡眠発作、(2)情動脱力発作、(3)睡眠麻痺、(4)入眠時幻覚を四徴とする。

① ○　入眠直後からレム睡眠に移行して夢をみることによって体験される、鮮明で現実感の強い幻覚を入眠時幻覚と称する。

② ×　治療には中枢神経刺激作用の強いメチルフェニデートが用いられる。

③ ×　オレキシンは覚醒維持に働く物質であり、ナルコレプシーでは脳脊髄液中のオレキシン濃度の低下もあって耐え難い眠気である睡眠発作を呈する。オレキシン受容体に選択性が強い可逆的な拮抗薬であるスボレキサントは睡眠薬として用いられ、ナルコレプシーの患者が服用すると症状が悪化する。

④ ×　睡眠麻痺とは、夢や入眠時幻覚からの覚醒時に筋緊張が低下したまま金縛りのように体を動かせない状態を指す。ナルコレプシーでは、笑い、驚き、怒りなどの激しい情動が喚起された際に全身の脱力をきたすことがあり、情動脱力発作と呼ばれる。情動脱力発作は英語でcataplexy（カタプレキシー）といい、緊張病に伴うcatalepsy（カタレプシー）と混同しないように注意が必要である。

⑤ ×　睡眠発作にみられる睡魔は数分程度の居眠りや仮眠で消失するが、2～3時間後には再び睡魔に襲われる。

正答　①

【引用・参考文献】
1）本多真：縮刷版 現代精神医学事典（加藤敏ほか編）. p784. 弘文堂. 2016.

> 妊娠・出産とうつ病の関連について、適切なものを1つ選べ。
> ① 産後うつ病は産後1週間以内に発症しやすい。
> ② 産後うつ病は比較的軽症であり、自殺の原因となることは少ない。
> ③ 抗うつ薬を服用している女性が妊娠した場合、直ちに服薬を中止する。
> ④ エジンバラ産後うつ病質問票〈EPDS〉の得点が低いほどうつ病の可能性が高い。
> ⑤ 妊娠中のうつ病のスクリーニングにもエジンバラ産後うつ病質問票〈EPDS〉が用いられる。

解説

　周産期は心身や環境の変化などから精神的なバランスを崩しやすく、精神疾患の発症や再発のリスクが高まる[1]といわれている。特にうつ病は妊娠中・産後ともに有病率も高いことから注目される疾患の1つである。

① ✕　産後のホルモンバランスの急激な変化などが原因で生じるマタニティーブルーズは、不安や抑うつを伴うことがあるが、多くが産後3〜10日で軽快する。一方で、産後うつ病は産後1〜2週から3か月以内に生じることが多い。

② ✕　近年、産後1年未満の母親の死因に占める精神的要因の割合の高さが注目されており、わが国においても、産後うつ病など精神的要因による自殺が多いことが報告されている[2,3]。

③ ✕　日本うつ病学会治療ガイドライン（2019）[4]によれば、妊娠中のうつ病の重症度が高くなく寛解している場合は、投薬はせずに環境調整などの支援に留める可能性を考慮するが、精神病症状や自殺企図を伴う重症例や反復性である場合には、抗うつ薬の投与を続けるメリットが、そのリスクを上回る可能性が高くなるとされる。

④ ✕　周産期のうつ病のスクリーニングツールとしては、Coxら（1987）[5]によって開発されたエジンバラ産後うつ病自己質問票（Edinburgh Postnatal Depression Scale：EPDS）がある。日本版は岡野ら（1996）[6]によって標準化されており、産後の気分に関する項目の得点を合計する。

⑤ ○　EPDSは、妊娠中も施行することは可能である。

正答 ⑤

【引用・参考文献】
1）岡野禎治：産後うつ病と育児支援. 精神経誌111（4）：432−439, 2009.
2）竹田省：妊産婦死亡"ゼロ"への挑戦. 日産婦誌68（2）：345-346, 2016.
3）国立成育医療研究センター：周産期関連の医療データベースのリンケージの研究（厚生労働科学研究機補助金・臨床研究等 ICT 基盤構築研究事業）「人口動態統計（死亡・出生・死産）から見る妊娠中・産後の死亡の現状」2018年9月5日. https://www.ncchd.go.jp/press/2018/maternal-deaths.html より2019年11月27日検索.

4) 日本うつ病学会：日本うつ病学会治療ガイドラインⅡ．大うつ病性障害．最新版2016年7月31日．
　https://www.secretariat.ne.jp/jsmd/iinkai/katsudou/data/20190724.pdf より2019年11月27日検索．
5) Cox J et al：Detection of postnatal depression. Development of 10-item Edinburgh Postnatal Depression Scale. British Journal of Psychiatry 150：782-786, 1987.
6) 岡野禎治ほか：日本版エジンバラ産後うつ病調査票（EPDS）の信頼性と妥当性．精神科診断学 7：523-533, 1996.
7) 西園マーハ文：産後メンタルヘルス援助の考え方と実践－地域で支える子育てのスタート．岩崎学術出版, 2011.
8) 日本産婦人科医会：妊産婦メンタルヘルスケアマニュアル．
　http://www.jaog.or.jp/wp/wp-content/uploads/2018/03/mentalhealth2907_L.pdf より2019年11月27日検索
9) 日本周産期メンタルヘルス学会：平成28年度成育疾患克服等次世代育成基盤研究事業（健やか次世代育成総合研究事業）妊産褥婦健康診査の評価および自治体との連携の在り方に関する研究「周産期メンタルヘルスコンセンサスガイド2017」
　http://pmhguideline.com/consensus_guide/consensus_guide2017.html より2019年11月27日検索
10) 厚生労働省：健やか親子21（第2次）．
　http://sukoyaka21.jp より2019年11月27日検索．

問102

18. 教育に関する心理学
(2) 教育現場における心理社会的課題と必要な支援

> 　学校での支援において医療機関との連携が必要な事例として、最も適切なものを1つ選べ。
> ① 小学3年生の男児。粗暴で級友とのトラブルが多い。父親からの虐待が疑われる。
> ② 小学5年生の男児。忘れ物が多く、気が散りやすい。順番を待てずに他児を蹴るなど、トラブルが多い。
> ③ 中学1年生の女子。しばしば腹痛を訴え、保健室を訪れる。級友からの無視や嫌がらせがある。
> ④ 中学2年生の女子。不登校。インターネットで知り合った成人男性との性的関係が疑われる。
> ⑤ 中学3年生の男子。授業中の居眠り。夜遅くまで、高校生の友人とゲームセンターで遊んでいる。

解説

　本問は、学校での支援において、医療機関との連携が必要とされる事例であるかを読み解く必要がある。背景には、チームアプローチ(チーム学校)、児童相談所、福祉事務所、医療連携のような基礎知識が求められる。

① × 虐待が疑われる場合は、児童相談所もしくは福祉事務所（市区町村に設置されている子ども家庭支援センターなど）に通告し、連携を行う。

② ○ 発達障害が疑われる。他害が出ていることからも、医療機関を紹介することが有効であり、支援体制を考えるにあたり連携を行う必要がある。

③ × いじめがストレス要因となり、身体症状を呈していると考えられる。担任教師を中心に現状把握と環境調整を検討し、生徒が安心して過ごせる体制を学校全体で整える必要がある。必要性と希望がある場合は、医療機関を検討する。

④ × まず担任教師や生徒指導担当教師、養護教諭などが、生徒から聞き取りを行うとともに、警察へ性被害の通報をする。妊娠や性感染症が危惧される場合は、警察官の付き添いで医療機関を受診することができるが、連携は主に警察と行う。

⑤ ✕ まず担任教師や生徒指導教師が、生徒から聞き取りを行う。睡眠の病気により居眠りが生じていると思われる場合は、医療機関を検討していく。

正答　②

【引用・参考文献】
1) 福島哲夫編集責任：公認心理師必携テキスト. p53-56, p433-434, p501-506, p522. 学研メディカル秀潤社, 2018.
2) 警視庁：性犯罪被害にあったら！
　 http://www.keishicho.metro.tokyo.jp/sodan/shien/w_crime.html より2019年11月12日検索.

問103

23. 公認心理師に関係する制度
(4) 司法・犯罪分野に関する法律、制度

　成年後見制度について、正しいものを1つ選べ。
① 成年被後見人であっても選挙権は制限されない。
② 医療保護入院は補助人の同意によって行うことができる。
③ 成年後見人に選任される者は、弁護士又は司法書士に限られる。
④ 法定後見は簡易裁判所の審判により成年後見人等が選任される。
⑤ 保佐人は被保佐人が行った食料品の購入を取り消すことができる。

解説

　成年後見制度は、認知症や知的障害、精神障害などにより、物事を判断できる力が十分でない人の権利を守るため、援助者（後見人等）を家庭裁判所が選任することで、法律的に保護援助する制度である。援助者を選任するのは簡易裁判所ではないため、④は誤り。後見人等の主な職務は、財産管理と身上監護であり、医療保護入院の同意などは含まれないため、②は誤り。財産管理に関しては、日常生活に関する行為は、後見人・保佐人・補助人いずれにおいても、同意権および取消権は除外されるため、⑤は誤り。保佐人においては、不動産等の重要な財産に関する権利や贈与・和解・仲裁契約、相続の承認や放棄といった重要な法律行為（民法第13条第1項に定められるもの）に限って、同意権や取消権がある。補助人における同意権や取消権は、家庭裁判所が認めたものとさらに限定されることになる。また後見人は、弁護士や司法書士、社会福祉士といった専門職以外に、親族などがなる場合もあるため、③は誤り。なお、選挙権などは重要な人権であり、成年被後見人であっても制限されない。よって、①のみが正しい。
① 〇、② ✕、③ ✕、④ ✕、⑤ ✕

正答　①

【引用・参考文献】
1) 金子和夫監, 津川律子ほか編：心の専門家が出会う法律【新版】. 誠信書房, 2016.

労働者の心の健康の保持増進のための指針について、正しいものを1つ選べ。
① 事業者は、職場のメンタルヘルスケアを実施しなければならない。
② 事業者は、事業場以外で労働者の私的な生活に配慮しなければならない。
③ 個人情報保護の観点から、人事労務管理とは異なる部署でのケアが望ましい。
④ 労働者の心の健康問題についてケアを行う場合は、客観的な測定方法に基づかなければならない。
⑤ 事業者は、メンタルヘルスケアを実施するにあたり、事業場の現状とその問題点を明確にし、基本的な計画を策定する必要がある。

解説

　厚生労働省では第12次労働災害防止計画として6つの重点施策を定めており、そのうちの1つに、メンタルヘルスケア対策の推進が挙げられている。ここでは、メンタルヘルス不調を予防するための職場改善への取り組み、ストレスへの気付きと対応の促進、取組み方策がわからない事業場への支援、職場復帰対策の促進を軸に、メンタルヘルスケアに取り組んでいる事業場の割合を80％以上とすることが目標として掲げられている。また、事業者は、心の健康づくり計画(事業場に合った、中長期的視野に立った計画)を策定し、4つのケア(セルフケア、ラインによるケア、事業場内産業保健スタッフ等によるケア、事業場外資源によるケア)を行うことが求められる。

　労働者の心の健康に関与する活動を行うとき、人事労務管理と連携することは必須である。こうしたなか、労働安全衛生法第69条では、事業者に対し、「労働者に対する健康教育及び健康相談その他労働者の健康保持増進を図るため必要な措置を継続的かつ計画的に講ずるよう努めなければならない」と定められており、これは、事業者に課される努力義務である。

　以上から、義務としている①②は誤りであり、人事管理労務と切り離すとしている③も誤りである。また、心の健康問題を支援するうえで客観的測定は重要ではあるものの必須ではないため、④も誤りであり、⑤が正しい。

① ×、② ×、③ ×、④ ×、⑤ ○

正答 ⑤

【引用・参考文献】
1) 厚生労働省：第12次労働災害防止計画(平成25年度〜29年度) − 誰もが安心して健康に働くことができる社会を実現するために(平成25年2月25日).
https://www.mhlw.go.jp/bunya/roudoukijun/anzeneisei21/dl/12-pamph.pdf より2020年1月19日検索.

1. 公認心理師としての職責の自覚
　（3）心理に関する支援を要する者（以下「要支援者」という。）等の安全の確保と要支援者の視点
16. 健康・医療に関する心理学
　（4）災害時等の心理的支援
18. 教育に関する心理学
　（2）教育現場における心理社会的課題と必要な支援

　小学5年生のある学級の校外学習において、児童が1名死亡し、複数の児童が怪我を負うという交通事故が起こった。事故後4日が経過した時点で、学級会で公認心理師が話をすることになった。
　公認心理師の行動として、最も適切なものを1つ選べ。
①　全員から今の心境や思いを話してもらい傾聴する。
②　全員が強いトラウマを受けていることを前提として話をする。
③　悲しみや怒りが一定期間続くことは自然なことであると伝える。
④　全員がこの悲しい出来事に対処できる力を持っていると伝える。
⑤　軽傷で済んだ児童に、生きていて本当に良かったと言葉をかける。

解説

　本問は、学校への緊急支援（危機介入）についての問題である。事故や事件、災害の直後にまず必要なことは、安全が確保され、安心感を取り戻すことである。文部科学省による『学校の危機管理マニュアル作成の手引き』に加え、『サイコロジカル・ファーストエイド』の世界保健機関版や米国版に加え、学校版もあるので参考にされたい。

①　×　無理に話をさせることで、フラッシュバックを誘発させてしまう恐れがある。サポーティブで穏やかな態度でただそばにいることが、児童に安心感を与え、自分で対処できる力を高めるとされている。

②　×　全員がトラウマを受けるとは限らず、程度もそれぞれ異なる。

③　○　適切である。そうした感情が今後どう変化していくかも、見通しが持てるように説明し、日常生活がうまく送れない状態が1か月以上続く場合は、専門家に相談したほうがよいことも伝える。

④　×　一方的な決めつけは、児童に負担を与える可能性がある。それぞれのペースで対処していくことが回復への近道である。

⑤　×　自分が生き残ったことに対する罪悪感や、恥の意識を強める言葉かけにもなる可能性がある。誰のせいでもないことを伝え、サポートする。

正答　③

【引用・参考文献】
1）アメリカ国立子どもトラウマティックストレス・ネットワーク，アメリカ国立 PTSD センター：サイコロジカル・ファーストエイド実施の手引き，第2版（兵庫県こころのケアセンター訳）．2009.
　http://www.j-hits.org/ より2019年11月12日検索.
2）アメリカ国立子どもトラウマティックストレス・ネットワーク，アメリカ国立 PTSD センター：サイコロジカル・ファーストエイド学校版実施の手引き，第2版（兵庫県こころのケアセンター，大阪教育大学学校危機メンタルサポートセンター訳）．2017.
　http://www.j-hits.org/psychological_for_schools/pdf/pfa_s.pdf#zoom=100より2019年11月12日検索.
3）福島哲夫編集責任：公認心理師必携テキスト．p341，p393-401．学研メディカル秀潤社，2018.
4）文部科学省：学校の危機管理マニュアル作成の手引き．2018.
　http://www.mext.go.jp/a_menu/kenko/anzen/__icsFiles/afieldfile/2019/05/07/1401870_01.pdf より2019年11月12日検索.

> 自殺の予防の観点から、自殺のリスクが最も低い因子を1つ選べ。
> ① 精神障害
> ② 自殺企図歴
> ③ 中年期の女性
> ④ 社会的支援の欠如
> ⑤ 自殺手段への容易なアクセス

解説

　自殺の危険因子のなかで最も重要なものとして、自殺未遂歴が挙げられる。自殺の意図、手段、状況などについて十分に情報を得ることが大切である。さらに自殺者の大多数は、生前、精神障害に罹患していたことが各種の調査で明らかになっている。しかし、適切な精神科治療まで導入された人は決して多くないというのが現実である。また、精神科治療を受けていた人でも、しばしば不適切・不十分な治療にとどまっていた。したがって、自殺の危険の背景に存在している精神障害を早期に診断し、適切な治療をすることによって、自殺を予防する余地は十分に残されている。

　また、サポート不足も自殺のリスクの1つの要因として挙げられる。未婚の人、離婚した人、何らかの理由で配偶者と離別している人、近親者の死亡を最近経験した人の自殺率は、結婚し配偶者のいる人の自殺率より約3倍の高さを示す。自殺念慮の抑制要因の1つとして、社会的支援（ソーシャル・サポート）があげられる。これまでに、受け取るサポートの種類（情緒的、道具的など）やサポート源（家族や友人など）が多いことが自殺念慮の低減に有効であることが、多くの研究で報告されている（Aiba et al, 2011；Poudel-Tandukar et al, 2011など）。

　自殺の手段への容易なアクセスは、自殺の大きな危険因子である。手段への直接のアクセス、もしくは手段（農薬、銃器、高所、線路、毒物、医薬品、車の排ガスや木炭等の一酸化炭素源、そして他の低酸素・有毒ガスを含む）が身近にあることは自殺の危険を高める。特定の自殺手段の入手可能性や選択は、地理的および文化的背景によって異なる。

　平成30年の自殺者数は20,840人となり、男性の自殺者数は、女性の約2.2倍となっている（男性68.6％、女性31.4％）。男性では10〜44歳という、学生や社会人として社会を牽引する世代において死因順位の第1位が自殺となっており、女性でも15〜29歳の若い世代で死因の第1位が自殺となっている。

　以上より、自殺者数は男性中年期に多いこと、その他の因子のほうが自殺リスクという面では重要であることなどから、正答は③である。

① ×、② ×、③ ○、④ ×、⑤ ×

正答 ③

 背景的知識

精神障害の既往として、気分障害、統合失調症、人格障害、アルコール使用障害、薬物

依存が挙げられる。単一の精神障害に罹患している場合と比べて、複数の精神障害を同時に罹患している場合は、さらに自殺の危険が高まるとされている。

【引用・参考文献】
1) 世界保健機関：自殺を予防する－世界の優先課題（独立行政法人国立精神・神経医療研究センター精神保健研究所自殺予防総合対策センター訳）. 2014.
2) 厚生労働省：令和元年版 自殺対策白書. 2019.
   https://www.mhlw.go.jp/wp/hakusyo/jisatsu/19/dl/1-3.pdf より2020年1月16日検索.
3) 高橋祥友：医療者が知っておきたい自殺のリスクマネジメント. 医学書院. 2003.

問107　1. 公認心理師としての職責の自覚
（1）公認心理師の役割

公認心理師の業務として、公認心理師法第2条に定められていないものを1つ選べ。
① 保健医療、福祉、教育等の関係者等との連携を保つ。
② 心の健康に関する知識の普及を図るための教育及び情報の提供を行う。
③ 心理に関する支援を要する者の心理状態を観察し、その結果を分析する。
④ 心理に関する支援を要する者の関係者に対し、その相談に応じ、助言、指導その他の援助を行う。
⑤ 心理に関する支援を要する者に対し、その心理に関する相談に応じ、助言、指導その他の援助を行う。

解説

公認心理師法第2条には、公認心理師の定義が定められている。その定義では、4つの業務にふれられているが、それが選択肢にある②「心の健康教育」、③「心理的アセスメント」、④「コンサルテーション」、⑤「心理支援」に該当する。これらの4つの業務を、公認心理師の名称を用いて（名称独占）、保健医療、福祉、教育その他の分野において（横断資格）、心理学に関する専門的知識および技術をもって行うとしている。①の連携等が定められているのは第2条ではなく第42条であり、その第1項で、「保健医療、福祉、教育等が密接な連携の下で総合的かつ適切に提供されるよう、これらを提供する者その他の関係者等との連携を保たなければならない」としている。よって、①が正答となる。

なお、公認心理師法第1条は法律の目的、第3条は欠格事由にふれている。第3条で公認心理師になれないとされた「一　成年被後見人又は被保佐人」は、「一　心身の故障により公認心理師の業務を適正に行うことができない者として文部科学省令・厚生労働省令で定めるもの」と2019年に改正されている。

① ×、② ○、③ ○、④ ○、⑤ ○

正答　①

【引用・参考文献】
1) 津川律子ほか編：心理臨床における法と倫理. 放送大学教育振興会. 2017.

8. 学習及び言語
(2) 言語の習得における機序

> 　共同注意行動の例として、<u>誤っているもの</u>を1つ選べ。
> ① 　指さし（pointing）
> ② 　クーイング（cooing）
> ③ 　参照視（referential looking）
> ④ 　相手に物を手渡す行動（giving）
> ⑤ 　相手に物を見せる行動（showing）

解説

　共同注意とは、生後9か月頃の乳児が養育者との間で、興味のある物や関心を向けさせたい物に対して、指さしや視線等で相互のコミュニケーションをとるようになる能力を指す。この時、乳児と養育者の間には"自己－他者－物"の三項関係が成立することになり、相手と同じ心的状態を共有しているという感覚が生まれる。この共同注意の成立は乳児の言語発達の基礎となり、他者とのやりとりを広げ、共感性の発達へとつながっていくための重要な心的過程である。

　乳児が養育者の顔を見ながら興味のある物を指さしたり、養育者が乳児に「あれを見て」などの声掛けとともに指さしをして注意を向けさせようとすることは共同注意行動の1つである（①）。相手に物を手渡す行動（④）や相手に物を見せる行動（⑤）も、相手と物を介して情緒のやりとりをする共同注意行動に当てはまる。また、乳児にとって新しい物と出会った時や曖昧な場面において、養育者の表情を時折見ることで養育者が示す情動に合わせて新しい物に対応しようとする参照視（③）も共同注意の成立が関わっている。

　②のクーイングは、生後10～12週くらいまでにみられる「クークー」といった自然発生的な音声のことであり、共同注意行動には含まれないため、誤りである。

① ○、② ×、③ ○、④ ○、⑤ ○

　　　　　　　　　　　　　　　　　　　　　　　　　　　　　　　正答　②

【引用・参考文献】
1) ムーア C ほか編：ジョイント・アテンション－心の起源とその発達を探る（大神英裕監訳）．ナカニシヤ出版, 1999.
2) 福島哲夫責任編集：公認心理師必携テキスト．p168, 学研メディカル秀潤社, 2018.

12. 発達
　(3) 生涯における発達と各発達段階での特徴

　A. Thomas と S. Chess らによって行われた「ニューヨーク縦断研究」で見出された9つの気質に<u>含まれないもの</u>を1つ選べ。

① 　外向性

② 　順応性

③ 　活動水準

④ 　接近・回避

⑤ 　気の散りやすさ

解説

　「ニューヨーク縦断研究」では，乳児の変わりにくい気質として，選択肢②〜⑤の4つのほかに，「周期の規則性（食欲、睡眠などの生活リズムの規則性）」、「反応性の閾値（周りの音、香り、暑い、寒い、着心地の悪さ、などへの敏感さ）」、「反応の強度（喜怒哀楽の激しさや物事に対する反応の強さ）」、「気分の質：気難しい、楽観的など，日常の大半をどのような気分で過ごすか」、「注意の幅と持続性（1つの事柄への注意が長続きすること）」が見出されている。

① ✕　外向性とは，内的刺激に敏感な内向性に対して，外界からの刺激を好む傾向。アイゼンク H.J.Eysenck やユング C.G.Jung らが考察し、ビッグ5理論でも見出されている。けれども「ニューヨーク縦断研究」では見いだされなかった。

② ◯　順応性とは，状況や環境、人間関係など物事の変化に、どれだけ早く順応できるかの個人差。

③ ◯　活動水準とは，活発に動いている時間が長く身体の動作が激しいか、不活発で動かない時間が長く穏やかかの個人差。

④ ◯　接近・回避とは，新規の刺激や物事、経験がない状況に対して近づこうとするか、避けよう（逃げよう）とするかの個人差。

⑤ ◯　気の散りやすさとは，現在行われている行動が他の刺激によって中断されやすい程度。

正答　①

11. 社会及び集団に関する心理学
(3) 家族、集団及び文化が個人に及ぼす影響

　J. Belsky のモデルにおいて、親の養育行動に直接影響するものとして、<u>不適切なものを1つ選べ。</u>

① 学歴
② 仕事
③ 夫婦関係
④ 子どもの特徴
⑤ 社会的交友・支援関係

解説

　これまでの発達心理学研究における親の研究対象は母親であり、父親に目を向ける研究は見受けられなかったが、ハヴィガースト R.J.Havighurst やエリクソン E.H.Erikson が生涯発達の観点から親の役割に注目して以降、父親や夫婦の関係など母親以外の要因にも目が向けられるようになった。なかでもベルスキー J.Belsky は、養育（Parenting）を決定する因子として、(1) 親自身の心理・感情的要因（選択肢③に該当）、(2) 親子を取り巻く社会的要因（選択肢②と⑤に該当）、(3) 子どもの特徴（選択肢④に該当）を挙げ、これら3要因がそれぞれ養育を促進／阻害、または互いに補完し合っていると主張した（図を参照）。したがって、選択肢①は J.Belsky の主張する親の養育行動に直接影響する、とは言い難いため不適切である。

① ×、② ○、③ ○、④ ○、⑤ ○

正答　①

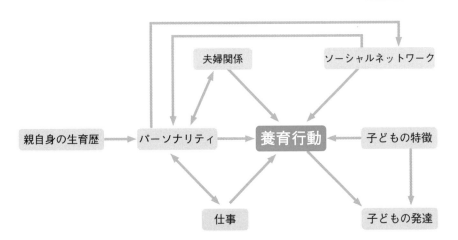

図 養育行動の規定因子に関するプロセスモデル
(Belsky J:The Determinants of Parenting:A Process Model. Child Development 55 （1）:83-96, 1984. より改変)

【引用・参考文献】
1）Belsky J：The Determinants of Parenting：A Process Model. Child Development 55（1）：83-96, 1984.
2）平山諭ほか：発達心理学の基礎 I ライフサイクル. ミネルヴァ書房, 1993.
3）河野利律子（1998）. 親役割に関する研究（Ⅳ）−親であること（parenthood）と成人としての発達. 比治山女子短期大学紀要 33：1-12. 1998.
4）松原達也：発達心理学−健やかで幸せな発達をめざして. 丸善出版, 2015.

　　I. D. Yalom らの集団療法の治療要因について、<u>誤っているもの</u>を1つ選べ。

① 他者を援助することを通して、自己評価を高める。

② 他のメンバーを観察することを通して、新たな行動を学習する。

③ 集団との一体感を覚えることで、メンバー相互の援助能力を高める。

④ 現在と過去の経験についての強い感情を抑制することで、コントロール力を高める。

⑤ 他者も自分と同じような問題や悩みを持っていることを知り、自分だけが特異ではないことに気づく。

解説

　集団療法 (group therapy) は、カウンセリング場面のように密室で1対1の面接を通して援助していくやり方とは異なり、治療者と参加者、または参加者と参加者といった間での対人交流や集団の持つ力によって参加者個々に働きかけるものである。そのため、集団療法における体験は、現実場面に近いものとなり、実際的で直面的なものとなりやすい。

　また、集団療法には、治療理論や技法の違いによっていくつかの方法が存在するが、それらに共通する治療要因として、ヤーロム I.D.Yalom は、「(1) 希望をもたらすこと (Instillation of hope)、(2) 普遍性 (Universality)：選択肢⑤に該当、(3) 情報の伝達 (Imparting of information)、(4) 愛他主義 (Altruism)：選択肢①に該当、(5) 社会適応技術の発達 (Development of socializing techniques)、(6) 模倣行動 (Imitative behavior)：選択肢②、(7) カタルシス (Catharsis)、(8) 初期家族関係の修正的繰り返し (Corrective recapitulation of the primary family group)、(9) 実存的因子 (Existential factors)、(10) グループの凝集性 (Group cohesiveness)：選択肢③に該当、(11) 対人学習 (Interpersonal learning)」の11因子を概念化した。したがって、本選択肢において I.D.Yalom が提唱した治療要因に当てはまらないものは、④となる。

　なお、集団療法はモレノ J.L.Moreno が創始したサイコドラマに始まり、スラヴソン S.R.Slavson やビオン W.R.Bion らが精神分析的な集団療法を発展させ、1940年代以降には感受性訓練やT グループ、エンカウンターグループ、社会的スキル訓練 (social skill training：SST) などへと発展している。

① ○、② ○、③ ○、④ ×、⑤ ○

正答 ④

【引用・参考文献】
1) 福島哲夫編集責任：公認心理師必携テキスト. 学研メディカル秀潤社, 2018.
2) 窪内節子ほか：やさしく学べる心理療法の基礎. 培風館, 2003.
3) 中島義明ほか編：心理学辞典. 有斐閣, 1999.

問112

15. 心理に関する支援（相談、助言、指導その他の援助）
（5）心理療法及びカウンセリングの適用の限界

　　心理療法の有効性の研究について、<u>誤っているもの</u>を1つ選べ。

① 介入期間が定められる。

② 介入マニュアルが必要とされる。

③ 単一の理論に基づく心理療法が用いられる。

④ クライエントが抱える多様な問題に焦点を当てる。

⑤ クライエントは無作為に介入群と対照群に割り付けられる。

解説

　　心理療法に限らず、すべての介入効果に関する比較研究は、できるだけ条件を統制して、介入期間を定め（①）、介入マニュアルを用いて介入する（②）ことが望ましい。特に群分けして比較するタイプの効果研究ではターゲットとする問題や心理療法の理論・技法を単一に絞り込み（③）、クライエントを無作為に介入群と対照群に割り付ける必要がある（⑤）。

　　このような介入研究の典型は、無作為化比較試験（randomized controlled trial：RCT）と呼ばれるものであるが、心理療法の効果研究に果たしてこのRCTが最適といえるかどうかに関しては、議論のあるところでもある。なぜならば、この方法ではいかにカウンセラーたちがマニュアルに忠実に従った介入をしようとも、個々のカウンセラーのもつ雰囲気や語り口、あるいは対象者との関係のつくり方などによる効果の違いが、異なった介入技法によるセラピー間の治療効果の違いに含まれてしまったり、反対に技法の違いを打ち消してしまう可能性を否定できないからである。

　　また、心理療法の有効性の研究には事例研究やクライエントへのインタビュー研究など上記の枠組みに入らない方法も重要である。

　　しかし、本問においては従来型の効果比較研究という暗黙の前提があるものとして、上記のような考え方でシンプルに解答すればよいと思われる。

① ○、② ○、③ ○、④ ×、⑤ ○

正答　④

【引用・参考文献】
1）Imel Z et al：A meta-analysis of psychotherapy and medication in depression and dysthymia. Journal of Affective Disorders 110：197-206, 2008.

23. 公認心理師に関係する制度
（4）司法・犯罪分野に関する法律、制度

> 更生保護の業務及び制度として、<u>誤っているもの</u>を1つ選べ。
> ① 収容期間を満了して矯正施設を出所した人に対する緊急の保護制度
> ② 心神喪失等の状態で重大な他害行為を行った人に対する医療観察制度
> ③ 社会内処遇を円滑にするための地域社会の理解や協力を求める犯罪予防活動
> ④ 施設内処遇を受けている人を収容期間満了前に社会内処遇を受けさせる仮釈放制度
> ⑤ 緊急通報への迅速な対応ができるように地域的に定められた範囲を巡回監視する活動

解説

　法務省によると、更生保護は、「保護観察、応急の救護等及び更生緊急保護、仮釈放・少年院からの仮退院等、生活環境の調整、恩赦、犯罪予防活動」が主なものとしてあげられている。収容期間を満了して矯正施設を出所した人に対する緊急の保護制度（①）は、更生緊急保護に相当し、原則として6か月間、食事、医療および療養、帰住、金品、宿泊する居室および必要な設備、就職や健全な社会生活を営むために必要な援助が供与される。施設内処遇を受けている人を収容期間満了前に社会内処遇を受けさせる仮釈放制度（④）は、収容期間満了前に更生の機会を与え、円滑な社会復帰を図ることを目的としている。社会内処遇を円滑にするための地域社会の理解や協力を求める犯罪予防活動（③）は、犯罪の原因となる社会環境の改善等に努めることを目指し、地域社会に対して社会的連帯感や社会的規範に対する共感を強めるように働きかける。また、心神喪失等の状態で重大な他害行為を行った人に対する医療観察制度（②）は、適切な医療を提供し、社会復帰を促進することを目的としている。一方で、緊急通報への迅速な対応ができるように地域的に定められた範囲を巡回監視する活動（⑤）は、警察官が行う活動であるため誤りとなり、⑤が正答になる。

① ○、② ○、③ ○、④ ○、⑤ ×

正答 ⑤

採用面接において面接者が陥りやすい心理として、<u>誤っているもの</u>を1つ選べ。
① 対比効果
② 寛大化傾向
③ ハロー効果
④ ステレオタイプ
⑤ ブーメラン効果

解説

① ○ 対比効果とは、社会的認知における文脈効果の1つである。例えば、ある人物への印象形成の際に、事前にある特性概念（外向的など）が活性化されると、その人物への印象が活性化された特性概念と同じ方向に判断がゆがむこと（その人物は外向的である）を同化効果、それとは逆の方向に判断がゆがむこと（その人物は内向的である）を対比効果と呼ぶ。

② ○ 寛大化効果とは、人を評価する際に、本来の評価基準とは無関係に、評価が全体的に甘くなってしまうことであり、評価者が陥りやすい心理の1つといわれている。

③ ○ ハロー効果とは、対人認知において、特定の特徴の判断によってその認知全体が規定されてしまうことを指す[1]。例えば、面接官が面接対象者を理解する際に、学業の成績が良い面接対象者（特定の特徴）は性格も行動も優れている面接対象者（認知全体）であるとゆがんで判断してしまうことである。

④ ○ ステレオタイプとは、血液型や国籍のようにある特定の集団やその集団に所属している人に対して、単純で固定的なイメージをもつことである。

⑤ × ブーメラン効果とは、態度変容の研究において見出されたもので、説得的コミュニケーションを行った際に、説得者が意図しない反対の方向へ被説得者が態度を変える、もしくは、元々もっていた態度を強固にする現象のことを指す。採用面接において面接者が陥りやすい心理とは考えられないため、⑤が誤りであると判断できる。

正答 ⑤

【引用・参考文献】
1）吉川成司ほか編著：はじめて学ぶ教育心理学．ミネルヴァ書房，2010.

　糖尿病について、誤っているものを1つ選べ。
①　うつ病発症のリスクを高める。
②　認知症発症のリスクを高める。
③　勃起不全発症のリスクを高める。
④　肥満は1型糖尿病の発症リスクを高める。
⑤　加齢は2型糖尿病の発症リスクを高める。

解説

　糖尿病はインスリン作用の不足に基づく、慢性の高血糖状態を特徴とする代謝疾患群である。成因により、1型（小児・若年者発症で、膵臓のβ細胞の破壊によるインスリンの絶対的欠乏による）、2型（成人発症で家族歴があり、肥満を合併することが多い。インスリン分泌能低下、インスリン抵抗性の亢進によるインスリン作用の相対的低下による）、その他（遺伝子異常、薬剤性、妊娠糖尿病など）に分類される。急性の合併症として、低血糖、急性代謝失調(糖尿病性ケトアシドーシス、高浸透圧高血糖症候群、乳酸アシドーシスなど)、感染症などがあり、慢性の合併症としては三大合併症ともいわれる糖尿病性網膜症、腎症、神経障害などがある。うつ病や認知症などの精神障害との関連も報告されている。

①　○　糖尿病患者はうつ病を発症しやすく、うつ病患者は糖尿病を発症しやすいという双方向性の関係にある。
②　○　アルツハイマー型認知症、血管性認知症ともに非糖尿病患者の2～4倍リスクが高い。
③　○　糖尿病性神経障害の症状として、勃起障害や膀胱障害、発汗障害などが出現する。
④　×　肥満が発症リスクになるのは2型糖尿病である。
⑤　○　加齢は糖尿病の発症リスクを高める。

正答　④

【引用・参考文献】
1)　南学正臣総編集：改訂第9版 内科学書 Vol.5 内分泌疾患，代謝・栄養疾患．p281-327, 中山書店, 2019.

22. 精神疾患とその治療
（2）向精神薬をはじめとする薬剤による心身の変化

> ベンゾジアゼピン受容体作動薬の副作用として、<u>誤っているもの</u>を1つ選べ。
> ① 依存
> ② 健忘
> ③ せん妄
> ④ ふらつき
> ⑤ ジストニア

解説

　日本は欧米諸国に比してベンゾジアゼピンの使用量が多いことが問題視され、多剤処方や漫然投与に対して診療報酬が引き下げられるなど見直されるようになった。本問では、そうした背景にある薬物の副作用の知識が問われている。ベンゾジアゼピン系薬物は主要な抗不安薬、睡眠薬であるが、身体依存を形成し、中止に際して離脱症状を呈することが多い。

① ○　主要な抗不安薬、睡眠薬であるベンゾジアゼピン系薬物は身体依存を形成し、中止に際して離脱症状を呈することが多い。

② ○　ベンゾジアゼピン系の超短時間作用型睡眠薬では、服用後、中途覚醒した間の記憶が欠落してしまう前向性健忘が問題になることが多い。

③ ○　高齢者に投与するとせん妄を起こすことが多い。

④ ○　ベンゾジアゼピンには筋弛緩作用があるためふらつきの原因となる。長時間作用型のベンゾジアゼピン系睡眠薬を高齢者に投与すると、転倒して大腿骨頸部骨折をして寝たきりになってしまいかねない。

⑤ ×　ジストニアとは、眼球上転、舌突出、痙性斜頸、体幹の捻転動作など異常な筋緊張に伴う不随意運動で、ドパミン D_2 受容体遮断効果の高い抗精神病薬の副作用で起こる。

正答　⑤

【引用・参考文献】
1）ベンゾジアゼピン－それはどのように作用し、離脱するにはどうすればよいか（アシュトンマニュアル）, 2002年8月改訂版.
　　http://www.benzo-case-japan.com/docs/Ashton_Manual_Japanese.pdf より2019年12月24日検索.

23. 公認心理師に関係する制度
（2）福祉分野に関する法律、制度

生活困窮者自立支援制度に含まれないものを1つ選べ。

① 医療費支援

② 家計相談支援

③ 就労準備支援

④ 子どもの学習支援

⑤ 住居確保給付金の支給

解説

　厚生労働省によると、生活困窮者自立支援制度は、2013年に制定された生活困窮者自立支援法に基づき、「自立相談支援事業、住居確保給付金の支給、就労準備支援事業、家計相談支援事業、就労訓練事業、生活困窮世帯の子どもの学習支援、一時生活支援事業」が主なものとしてあげられている。家計相談支援（②）は、家計を立て直し、相談者が自ら家計を管理できるように、支援計画の作成、相談支援、関係機関へのつなぎ、貸付の斡旋等を行い、生活再生を支援する。就労準備支援（③）は、直ちに就労が困難な人に就労に向けた基礎能力を養いながら、就労に向けた支援や就労機会の提供を行う。子どもの学習支援（④）は、生活習慣、居場所づくり、進学、高校進学者の中退防止に関する支援等、子どもと保護者の双方に必要な支援を行う。住居確保給付金の支給（⑤）は、離職等により住居を失った人等に対して、就職に向けた活動をする等を条件に、一定期間、家賃相当額を支給する。医療費支援（①）には、自立支援医療、高額療養費制度、都道府県の心身障害者医療費助成制度、労災補償、医療費控除等があるが、いずれも生活困窮者自立支援制度に含まれていないため、①が正答になる。

① ×、② ○、③ ○、④ ○、⑤ ○

正答　①

18. 教育に関する心理学
(2) 教育現場における心理社会的課題と必要な支援

> 　教育委員会が行う児童生徒に対する出席停止措置について、<u>誤っているもの</u>を1つ選べ。
> ①　出席停止は児童生徒本人に対して命じられる。
> ②　出席停止を命ずる前に、保護者の意見を聴取する。
> ③　出席停止の理由及び期間を記載した文書を保護者に交付する。
> ④　出席停止は、公立の小学校、中学校及び義務教育学校に限られている。
> ⑤　出席停止は学校の秩序を守り、他の児童生徒の学習権を保障するために行う。

解説

　学校は児童生徒が安心して学ぶことができる場でなければならず、その生命および心身の安全を確保することが、学校と教育委員会に課せられている基本的な責務である[1]。出席停止は、学校教育法（第26条、第40条）のなかで定められており、問題行動を繰り返し、学校側も最大限の努力をもって指導したにもかかわらず、性行不良で他の児童生徒の教育の妨げがあると認められた場合に命ずることができる法令である。

①　× 出席停止は当該児童生徒の保護者に対して命じられる。児童生徒本人に対して命じるわけではないため誤っており、正答である。

②　○ 出席停止の手続きには、市町村の教育委員会がその規則を定め、保護者への意見聴取も行うことが必要である。

③　○ 出席停止の際には、理由と期間が記載された文書を交付しなければならない。

④　○ 児童生徒の義務教育を受ける権利を保障するための制度であり、義務教育学校で適用される制度である。

⑤　○ 出席停止制度は本人の懲戒ではなく、他の児童生徒の義務教育を受ける権利を保障するという観点から設けられている。

正答　①

🔘 臨床的ポイント

　性行不良の背景には、児童生徒を取り巻く環境や情緒の課題があり、出席停止をするだけでは問題の解決とはなりにくい。公認心理師は児童生徒を生物・心理・社会の観点から問題行動の背景を見極め、学校や家庭と連携しながら適切な対応を行っていくことが求められる。

【引用・参考文献】
1) 文部科学省：出席停止制度の適切な運用について.
　https://www.mext.go.jp/a_menu/shotou/seitoshidou/04121505/002.htm より2019年12月11日検索.
2) 下山晴彦編：よくわかる臨床心理学. p30-31, ミネルヴァ書房, 2003.

16. 健康・医療に関する心理学
（1）ストレスと心身の疾病との関係

　ストレス反応について、<u>誤っているもの</u>を1つ選べ。
① 身体的ストレス反応は、中枢神経系に引き続き内分泌系に現れる。
② 身体的ストレス反応には、交感神経系と副交感神経系の両方が関わる。
③ 心身症とは、発症や経過に身体的ストレス反応が関わる身体疾患である。
④ ストレッサーの種類によって、心身に生じるストレス反応の内容も決まる。
⑤ 心理的ストレス反応には、抑うつ、不安、怒りなどのネガティブな感情が含まれる。

解説

　生体はストレッサーに適宜反応して、恒常性を保っているが、その恒常性が部分的に乱されると心身の症状として現れる。ストレスに対して、視床下部 - 下垂体 - 副腎皮質軸（hypothalamic-pituitary-adrenal axis：HPA 軸）と視床下部 - 交感神経 - 副腎髄質軸（sympathetic-adrenal-medullary axis：SAM 軸）などを介して、症状や行動に影響を及ぼす。ストレス反応として認められる症状や行動として、便通異常、過呼吸、動悸、肩こり等の身体的反応、不安、不眠、抑うつなどの心理的反応、生活の乱れなど行動的反応がある。ストレッサーの種類に応じた特異的な反応（高温による火傷など）と、種類に関係なく生じる非特異的反応（胸腺萎縮、副腎肥大、胃潰瘍など）がある。

① ○ ストレスを感知すると視床下部から内分泌系へ刺激が伝わり、コルチゾールやアドレナリン、ノルアドレナリンなどのホルモンが分泌される。
② ○ 生体機能は交感神経、副交感神経の両方で制御されている。
③ ○ 心身症は「身体疾患の中で、その発症や経過に心理社会的要因が密接に関与し、器質的ないし機能的障害が認められる病態をいう。」と定義されている（日本心身医学会、1991）[1]。
④ × ストレッサーの種類に関係なく生じる非特異的反応もある。
⑤ ○ ストレス反応としての心理的反応には抑うつ、不安、怒りなども含まれる。

正答　④

【引用・参考文献】
1）日本心身医学会教育研修委員会編：心身医学の新しい診療指針. 心身医学31（7）：537-573, 1991.
2）福島哲夫編集責任：公認心理師必携テキスト. p367-375, 学研メディカル秀潤社, 2018.

　　公認心理師がクライエントに対して心理的支援を続行できないときの対応として、最も適切なものを1つ選べ。
①　急病のため、クライエントへの面接の代行を同僚に依頼した。
②　画一的な対応を避けるため、不在時の対応マニュアルの作成への協力を控えた。
③　産前・産後休業を取るにあたって、クライエントと今後の関わりについて相談した。
④　職場の異動に伴い担当者が交代したことを新しい担当者がクライエントに説明した。

解説

　各選択肢ごとにさまざまな状況が考えられるので、解答が難しい設問といえる。つまり公認心理師の急病といっても、その重篤度やクライエントの重症度によって判断は異なる（①）。また、画一的な対応を避けるといっても、事故や災害の場合はあらかじめ対応マニュアルの作成が必要であるし、それ以外の不在の場合は、確かにケースバイケースとならざるを得ない（②）。さらに一口に「異動」といっても、教育現場や公的機関のように事前の通達が難しい場合と、民間や個人開業等、事前に伝えやすいところであるのかによって判断は相当に異なる（④）。

　しかし、ここは上記のような状況の違いを無視して、「公認心理師が交代する場合は、できるだけ早く、今後のことをクライエントと話し合うのが望ましい」という原則に沿った選択をするか、あるいは選択肢のなかで上記のような「場合による違い」や「立場による違い」の生じにくいもの（③）を選ぶしかないであろう。

　受験者が現場に詳しければ詳しいほど、戸惑ってしまうタイプの設問といえる。

①×、②×、③○、④×　　　　　　　　　　　　　正答　③

 解答のポイント

　本問のような、厳密に考えると迷ってしまう設問に対しては「極端な表現の選択肢や例外的な場面を描いた選択肢は避ける」という基本姿勢が大切であろう。

【引用・参考文献】
1）福島哲夫責任編集：公認心理師必携テキスト．p18-19．学研メディカル秀潤社, 2018.

2. 問題解決能力と生涯学習
（2）生涯学習への準備

　　公認心理師に求められるスーパービジョンについて、最も適切なものを1つ選べ。
① スーパーバイザーとスーパーバイジーの関係は対等である。
② スーパーバイザーはスーパーバイジーへの心理療法を行うべきではない。
③ スーパーバイザーはスーパーバイジーが行う心理的支援の実践上の責任を負う。
④ スーパービジョンとはスーパーバイザーとスーパーバイジーが1対1で行うものをいう。

解説

　公認心理師の資質の向上に欠かせない営みの1つであるスーパービジョンについての設問である。スーパービジョンとは、公認心理師が自身のもつ事例の理解と支援方針の立案、具体的な支援遂行のために受ける個別指導のことである。

① × スーパーバイザーとスーパーバイジーは人間としては対等であるが、その職歴・臨床上の能力において対等とはいえない。そして、その非対称性を生かして、スーパーバイジーがより良い臨床行為を営めるように指導するのである。

② ○ スーパービジョン関係は教育分析や教育カウンセリング、訓練カウンセリングと呼ばれる営みとは一線を画すべきであると考えられている。したがって、スーパービジョンのなかで心理療法が行われることはない。

③ × 同一施設内の上司によって行われるスーパービジョンや、「マネジメントスーパービジョン」と呼ばれるものを例外として、スーパーバイザーは実践上の責任を負うことはないとされている。

④ × 1対複数で行うグループスーパービジョンもスーパービジョンと呼ばれている。

正答　②

☝ **解答のポイント**

　公認心理師の資格取得後の資質の向上については、スーパービジョン以外には定式化されたものがないため、出題もスーパービジョンに限られる傾向がある。その意味ではスーパービジョンについては、知識としても体験としてもしっかりと押さえておく必要がある。

【引用・参考文献】
1）福島哲夫責任編集：公認心理師必携テキスト．p47-49．学研メディカル秀潤社, 2018.

5. 心理学における研究
　（1）心理学における実証的研究法

> 　準実験的研究法の特徴として、最も適切なものを1つ選べ。
> ①　予備実験に用いられることが多い。
> ②　実験的研究に比べて、内的妥当性が高い。
> ③　実験的研究に比べて、倫理基準が緩やかである。
> ④　参加者を無作為に割り付けることができないときに実施が検討される。

解説

　準実験的研究法（quasi-experimental study）とは、介入群と統制群を設ける際に、無作為で割り付けを行わない実験計画法を指す。例えば、複数の入院患者に対し、新しく開発した心理療法を適用し、その効果を検証しようとした際、介入群となる複数の入院患者の特性や状態を同質に保つこと、また統制群となる患者も同質に保つことは現実的に難しい（同質に保つことは、剰余変数を制御することを指す）。こうしたとき、厳密に対象者のサンプリングを行うことなく介入し、検討するという実験計画が準実験的研究法によるものといえる。

　これに対し、介入群と統制群を設け、かつ各群の対象者を無作為に割り付けた（各群とも無作為かつ同質の集団に設定する）研究計画法による実験は、ランダム化比較試験（randomized controlled trial: RCT）と呼ばれる。

　研究計画法の選択は、予備実験であるか本実験であるかによらず、研究目的により選択されるものであり、①は適切でない。また、実験に際し、因果関係が明確な場合（ある独立変数が明確にある従属変数に影響している場合）、内的妥当性が高いといえる。したがって、準実験的研究法が他の実験的研究に比べて内的妥当性が高いということはないため、②も適切でない。加えて、倫理基準は研究法に関わることはないため、③も適切でなく、④が適切である。

①　×、②　×、③　×、④　○

正答　④

14. 心理状態の観察及び結果の分析
　（3）心理検査の種類、成り立ち、特徴、意義及び限界

> 　知能検査を含む集団式の能力テストについて、適切なものを1つ選べ。
> ①　個別で実施することはできない。
> ②　第二次世界大戦を機に兵士の選抜のために開発された。
> ③　学校での成績の予測妥当性は相関係数にして0.60を超える。
> ④　学習障害や発達の遅れのスクリーニングとして使うことができる。

解説

　集団式の能力検査は、アメリカで1900年代初頭に開発が始まり、第一次世界大戦への参戦を契機に Army Mental Test が開発された。Army Mental Test は、集団検査 alpha（言語を用いる検査から構成）と集団検査 beta（非言語によるもので、教示も身振り・手振りで行う）に分けられ、両者とも質問項目が掲載された冊子が配布され、自己記入式で実施されるものである。その後、児童版や成人版なども開発されている。

　こうした形式の検査は、集団で実施することが可能であるが、個別に実施することも可能であることから、①は適切でない。歴史的背景をみると、第一次世界大戦を契機に本格的な開発が進んだといえるため、②も適切でない。知能検査を含む能力検査は、いわゆる学力と同一の概念を測定するものではなく、必ずしも学校教育で扱われる学力と相関関係にあるとはいい切れない。したがって、③も適切でない。

　こうしたなか、知能検査を含む能力検査は、記憶や計算、一般的知識、情報処理能力など、さまざまな能力を測定し得る。例えば、計算に関する能力のみが弱いこと、短期的な記憶に関する能力のみが弱いことなどを評価することで、学習障害や発達の遅れについて評価することは可能であり、④が適切であるといえる。

①　×、②　×、③　×、④　○

正答　④

【引用・参考文献】
1）生澤雅夫.〔3〕知能検査. 心理臨床大事典（氏原寛ほか編）. p459-463, 培風館, 2013.

問124

22. 精神疾患とその治療
（1）代表的な精神疾患の成因、症状、診断法、治療法、経過、本人や家族への支援

　ギャンブル等依存症について、正しいものを1つ選べ。
① 　本人の意思が弱いために生じる。
② 　パーソナリティ障害との併存はまれである。
③ 　自助グループに参加することの効果は乏しい。
④ 　虐待、自殺、犯罪などの問題と密接に関連している。

解説

　「精神疾患の診断・統計マニュアル 第5版（Diagnostic and Statistical Manual of Mental Disorders 5th Edition：DSM-5）」では、ギャンブルへの依存は、非物質関連障害群として分類され、ギャンブル障害として説明されている。ここでは、興奮を得たいがために、掛け金の額を増やしてしまうことや、賭博を中断したり中止したりすると落ち着かなくなる（また、いらだつ）こと、賭博の制限や中止などの努力を繰り返しても成功しなかった経験があること、賭博に心を奪われていること、苦痛の気分のときに賭博をすることが多く、賭博で金をすった後、別の日にそれを取り戻しに行くことや、のめり込みを隠すために嘘をつくこと、賭博により重要な対人関係や職業を失うこと、賭博による絶望的な経済状況を免れるために他人に金を出してくれるように頼むことなどが特徴として挙げられている。

ギャンブル障害は、歪曲した思考が存在するなど、“障害”であり、本人の意思に影響されることはないため、①は誤りである。また、反社会性パーソナリティ障害や抑うつ障害、双極性障害と併存することも多く、②も誤りである。他の依存性障害と同様に自助グループによる治療効果は高く（ただし、治療を求める割合は低い）、③も誤りである。そして、抑うつや孤独、無気力といった特徴もあり、ギャンブル障害の治療を受けている約半数で自殺念慮を有し、約17％が自殺企図を経験していることが指摘されており、④が正しい。

①×、②×、③×、④○

正答　④

【引用・参考文献】
1）American Psychiatric Association 編：DSM-5 精神疾患の診断・統計マニュアル（日本精神神経学会日本語版用語監，髙橋三郎ほか監訳）．p578-582，医学書院．2014.

問125

14. 心理状態の観察及び結果の分析
（5）生育歴等の情報、行動観察、心理検査の結果等の統合と包括的な解釈

> 　病院において、公認心理師が医師から心理検査を含むアセスメントを依頼された場合、その結果を報告する際の留意点として、不適切なものを1つ選べ。
> ①　依頼された際の目的に応えられるように、情報を整理し報告する。
> ②　心理的側面のみでなく、生物学的側面や社会環境も統合して報告する。
> ③　クライエントの処遇や治療方針を決めるための参考になるよう配慮する。
> ④　心理検査の結果を他の情報と照合することはせず、心理検査からの客観的報告にとどめる。

解説

　医療機関では、医師からの依頼により心理アセスメントを実施することが多い。公認心理師は依頼主である医師がどのような情報を求めているのか、アセスメントを行う目的や理由を明確にして適切に実施し、結果をわかりやすく報告する必要がある（①）。

　結果の解釈においては、心理検査の結果だけでなく、クライエントの印象、振る舞い、取り組み方などの行動観察からの情報や、クライエントから聴き取った内容も関連付けて理解する。さらに、精神疾患以外の身体的・生物学的側面や、生育歴やクライエントを取り巻く環境などの社会的要因も踏まえた、生物心理社会モデルに即した包括的解釈を行うことが原則である（②）。

　結果の報告の仕方については、読み手を意識し、専門用語を多用せずに平易な表現を用いる。クライエントの主となる問題と関連する特徴・情報を整理し、処遇や治療方針に役立つように簡潔に記述することを心掛ける（③）。

　実際の臨床現場では、④のように他の情報と照合することなく、心理検査の結果のみを報告することは、断片的情報からの決めつけや解釈にあたって検査者の主観に偏りやすい、などの問題点があり、不適切である。

①○、②○、③○、④×

正答　④

【引用・参考文献】
1) 福島哲夫編集責任：公認心理師必携テキスト. p321-327. 学研メディカル秀潤社, 2018.
2) 一般社団法人日本心理研修センター監：公認心理師現任者講習会テキスト. p174-200, 金剛出版, 2018.
3) 野島一彦ほか監, 津川律子ほか編：公認心理師の基礎と実践14心理的アセスメント. 遠見書房, 2019.

問126

1. 公認心理師としての職責の自覚
（4）情報の適切な取扱い

　クライエントに関する情報提供が秘密保持義務よりも優先される状況について、適切なものを<u>2つ</u>選べ。
①　クライエントが虐待されていることが疑われる場合
②　クライエントに直接関係ない専門家の研修会で事例として取り上げる場合
③　成人のクライエントについて、一親等の家族から情報開示の請求がある場合
④　クライエントとの面接で、誹謗中傷される相手が特定できる可能性がある場合
⑤　クライエントが自分自身の精神状態や心理的な問題に関連して訴訟を起こし、その裁判所から要請がある場合

解説
　守秘義務が解除される主な場面は、以下の8種類であるとされている。
(1) 明確で差し迫った生命の危険があり、攻撃される相手が特定されている場合
(2) 自殺など、自分自身に対して深刻な危害を加える恐れのある緊急事態
(3) 虐待が疑われる場合
(4) そのクライエントのケアなどにかかわっている専門家同士で話し合う場合（相談室内のケース・カンファレンスなど）
(5) 法による定めがある場合
(6) 医療保険による支払いが行われる場合
(7) クライエントが、自分自身の健康状態や心理的な問題に関連する訴えを裁判などによって提起した場合
(8) クライエントによる明示的な意思表示がある場合
① ○　上記の(3)に該当する。
② ×　クライエントと直接関係のない専門家の研修会で取り上げる場合は該当しない。
③ ×　成人のクライエントの場合は、家族からの情報開示の請求があっても応じられない。
④ ×　誹謗中傷は、上記の(1)の明確で差し迫った生命の危険とまではいえないため、該当しない。
⑤ ○　上記の(7)に該当する。

正答　①、⑤

【引用・参考文献】
1) 福島哲夫編集責任：公認心理師必携テキスト. p27, 学研メディカル秀潤社, 2018.

11. 社会及び集団に関する心理学
　(2) 人の態度及び行動

　　対人魅力について、適切なものを2つ選べ。
　① 相手からの評価や好意が対人魅力に影響を与える。
　② 相手との物理的距離が大きいほど対人魅力につながる。
　③ 容貌などの身体的特徴は対人魅力に影響を与えることはない。
　④ 相互作用を伴わない単なる接触の繰り返しが対人魅力につながる。
　⑤ 性格が自分と類似した相手より相違点が多い相手に対人魅力を感じやすい。

解説

　対人魅力を決める主要な決定要因には
「相手の特性」(1. 好まれる性格、2. 身体的魅力、3. 欲求充足的特性)
「相手の行動」(1. 好意的評価 (返報性)、2. 非言語的行動、3. 欲求充足的行動)
「自分の特性」(1. 自己評価、2. 価値観、3. 性格)
「自分の心理状態」(1. 孤独感、2. 生理的興奮状態、3. 自己評価の低下時)
「相互的特性」(1. 態度・性格の類似性、2. 魅力度の同等性、3. 性格の相互補完性)
「相互作用」(1. 近接性、2. 接触の相互作用、3. 一体感獲得状況)
「社会の要因」(1. 同調行動、2. 社会的規範、3. 障害)
「環境的要因」(1. 快適人工環境、2. 快適自然環境、3. 快適社会環境)
の8つがあるとされる。こちらをもとに、それぞれの項目を検討していく。

① ○ 「相手からの評価や行為が対人魅力に影響を与える」は、「相手の行動」の好意的
　　　評価に該当する。

② × 「相手との物理的距離が大きいほど対人魅力につながる」は、「相互作用」の近接
　　　性と反対の要因であるため、該当しない。

③ × 「容貌などの身体的特徴は対人魅力に影響を与えることはない」は、「相手の特性」
　　　に身体的魅力が挙げられているため、該当しない。

④ ○ 「相互作用を伴わない単なる接触の繰り返しが対人魅力につながる」は、「相互作
　　　用」の接触の相互作用に該当する。なお、これはザイアンス R.B.Zajonc の単純
　　　接触効果として有名である。

⑤ × 「性格が自分と類似した相手より相違点が多い相手に対人魅力を感じやすい」は、
　　　「相互的特性」の態度・性格の類似性、性格の相互補完性に該当する。どちらも
　　　対人魅力に影響を与える要因ではあるが、類似性よりも相互補完性のほうが感
　　　じやすいというわけではないため、該当しない。

正答 ①、④

【引用・参考文献】
1) 斉藤勇：対人魅力の状況的要因. 社会心理学事典 (日本社会心理学会編). 丸善出版. 2009.

12. 発達
（1）認知機能の発達及び感情・社会性の発達

　J. Piaget の発達段階説について、正しいものを2つ選べ。
① 発達段階は個人によってその出現の順序が入れ替わる。
② 感覚運動期の終わり頃に、延滞模倣が生じる。
③ 前操作期に入ると、対象の永続性に関する理解が進む。
④ 形式的操作期に入ると、仮説による論理的操作ができるようになる。
⑤ 具体的操作期に入ると、イメージや表象を用いて考えたり行動したりできるようになる。

解説

　発達は一定の順序に従って起こるといわれている。ピアジェ J.Piaget は人間の認知機能の発達を4つの段階に区別し、成長とともに認知機能も発達するとした。以下に、それぞれの段階について述べる。

　感覚運動段階（0歳〜2歳頃まで）では、「対象の永続性」を獲得し、1歳半過ぎには「ごっこ遊び」や「延滞模倣」が出現するとした。延滞模倣とは、一旦モデルの行動を目の前で見聞きして、モデルがいなくなったあと一定時間を置いて再生することを示す。延滞模倣が可能になるためには見聞きしたモデルのイメージを記憶として保持しなければならないため、この模倣が出てくることが表象機能の発生の指標と考えられている。前操作段階（2歳〜6歳頃まで）では、自分以外の視点で物事を捉えることができない「自己中心性」の特徴がみられることを示した。具体的操作段階（6歳〜12歳頃まで）では、自分とは異なる視点から物事を考えるようになり、見かけの形は違っても数は同じであるといった「保存概念」を獲得するとした。形式的操作段階（12歳頃〜）では、具体的な現実に縛られることなく抽象的・形式的に思考できるようになり、事実と異なる可能性について思考や推論ができるようになるとした。

　①発達は一定の順序に従って起こると考えられており、もし順序が飛ばされたりする場合はその部分の発達に問題がある可能性もあるため、誤り。③対象の永続性は前操作期ではなく感覚運動期に獲得されるため、誤り。⑤イメージや表象を用いて行動するのは前操作期であるため、誤り。②と④は正しい。したがって、②と④が正答となる。

① ×、② ○、③ ×、④ ○、⑤ ×

正答　②、④

【引用・参考文献】
1）Piaget J：知能の心理学【新装版】（波多野完治ほか訳）．みすず書房, 1998.
2）Piaget J：発生的認識論（滝沢武久訳）．白水社, 1972.
3）福島哲夫編集責任：公認心理師必携テキスト．p251〜279, 学研メディカル秀潤社, 2018.

PECS の説明として、正しいものを2つ選べ。

① 質問への応答から指導を始める。

② 応用行動分析の理論に基づいている。

③ 身振りを意思伝達の手段として用いる。

④ 補助代替コミュニケーションの一種である。

⑤ 自閉スペクトラム症／自閉症スペクトラム障害〈ASD〉ではない子どもに、より効果的である。

解説

PECS（Picture Exchange Communication System、絵カード交換式コミュニケーションシステム）は、1985年にアメリカでボンディ A.Bondy とフロスト L.Frost によって考案された、自閉症スペクトラム障害児の自発的な機能的コミュニケーションの獲得を目的としたコミュニケーション支援システムである。PECS は応用行動分析の原理と手続きに基づき、6つのフェイズで構成される。

フェイズⅠは欲しいものや活動を獲得するために絵カードの交換を学び、フェイズⅡでは引き続き1枚の絵カードを使いながらフェイズⅠで学んだことを場所や相手を変えながら行い、般化させていく。また、持続的にコミュニケーションがとれるようなレッスンを組み込んでいく。フェイズⅢでは2枚以上の絵カードの中から正しい絵カードを選ぶことを学習する。フェイズⅣでは絵カードを組み合わせて簡単な文章をつくる（例：ドーナツの絵と「ください」の絵を並べる）。フェイズⅤでは質問に対して PECS で応答し、フェイズⅥでは質問に対して自発的なコメントが出せるように学ぶ。

①フェイズⅤの説明であるため、誤り。③意思伝達の手段は身振りではなく絵カードであるため、誤り。⑤PECS は自閉症スペクトラム障害ではない子どもにも効果があるが、自閉症スペクトラム障害の子どもにもとても効果的な支援システムであることから、誤り。②と④は正しい。したがって、②と④が正答となる。

① ✕、② ○、③ ✕、④ ○、⑤ ✕

正答　②、④

【引用・参考文献】
1）Bondy A et al：自閉症児と絵カードでコミュニケーション－PECS と AAC（園山繁樹ほか訳）. 二瓶社, 2006.

　　田中ビネー知能検査Ⅴの実施と解釈について、正しいものを2つ選べ。
① 2歳から18歳11か月まで適用が可能である。
② 生活年齢〈CA〉より1歳低い年齢級の課題から検査を始める。
③ 13歳以下では、精神年齢〈MA〉から知能指数〈IQ〉を算出する。
④ 各年齢級の問題で1つでも合格できない問題があれば、下の年齢級に下がる。
⑤ 14歳以上では「言語理解」、「作動記憶」、「知覚統合」及び「処理速度」の4分野
　について、偏差知能指数〈DIQ〉を算出する。

解説

　　田中ビネー知能検査Ⅴは1947年に田中寛一が作成したビネー式知能検査の第5版であり、2003年8月に出版された。一般的な知能水準を客観的に測定することを目的にしており、多角的な総合検査法といえる。適用年齢は2歳〜成人までと幅広く、そのほかの主な特徴は以下の通りである。

・1987年版を踏襲しつつも、現在の子どもの発達に即した尺度となっている。
・2〜13歳までの被検査者は従来通りの知能指数（intelligence quotient：IQ）と精神年齢（mental age：MA）を算出する。
・14歳以上は原則として偏差知能指数（deviation intelligence quotient：DIQ）を算出する。精神年齢は原則として算出しない。
・DIQ を採用し成人の知能を分析的に測定する。
・1歳級以下の発達を捉える指標「発達チェック」を追加
・検査道具を大型化、カラー化し、より扱いやすくあたたかみのあるものに改善
・アセスメントシートの採用

　　本検査の適用年齢は2歳〜成人となっているため、①は誤りである。実施の手順は被検査者の生活年齢（CA）と等しい年齢級の問題から取り組み、各年齢級の問題で1つでも合格できない問題があれば、下の年齢級に下がる。そのため、②も誤りである。⑤の4分野はWAIS-Ⅲ（Wechsler Adult Intelligence Scale-Third Edition、ウェクスラー成人知能検査 第3版）で用いられている群指数であり、本検査では用いられていないため、誤りである。③と④は正しい。したがって、正答は③と④となる。

① ×、② ×、③ ○、④ ○、⑤ ×

正答　③、④

【引用・参考文献】
1）杉原一昭ほか監：田中ビネー知能検査Ⅴ理論マニュアル. 田研出版, 2003.
2）近喰ふじ子ほか監修：障害児の理解と支援－臨床の現場へ. p95-96, 駿河台出版社, 2008.

16. 健康・医療に関する心理学
（1）ストレスと心身の疾病との関係

二次予防の取組として、適切なものを<u>2つ</u>選べ。
① がん検診
② 健康教育
③ 作業療法
④ 予防接種
⑤ 人間ドック

解説

　一次予防とは、疾病の発生を未然に防ぐことであり、これは健康増進と特異的一次予防とに分けられる。健康増進は、栄養、運動、睡眠、ストレス、喫煙、飲酒など健康に関連する生活習慣に配慮することにより、病気に罹患しにくい心身をつくろうとするものである。特異的一次予防では、各種の予防接種、工場での作業環境や作業方法の改善により、ある特定の疾病発生を防ぐ。

　二次予防は、発生した疾病に対して自覚症状が出る前に疾病を発見し、早期に治療しようとするものである。早期発見のために各種の健康診断が実施される。

　三次予防は、主に医療における診療により病気の進展を防いだり、合併症の発生を防いだりするものである。リハビリテーションも各種機能障害の発生を防ぐという点から、通常は三次予防に含まれる。

① ○ 一定年齢を越えたハイリスクな人たちに対して実施する二次予防である。
② × 健康増進のための一次予防である。
③ × リハビリテーションの一種であり、三次予防である。
④ × 感染症を未然に防ぐものであり、一次予防に当たる。
⑤ ○ 一定年齢を越えたハイリスクな人たちに対して実施する二次予防である。

正答　①、⑤

【引用・参考文献】
1）武藤孝司：公衆衛生学における予防医学の位置づけと予防活動. Dokkyo Journal of Medical Sciences 37（3）：207-216，2010

13. 障害者（児）の心理学
（2）障害者（児）の心理社会的課題と必要な支援

知的障害のある子どもへの対応方針について、適切なものを2つ選べ。
① 失敗体験を積み重ねて失敗に慣れさせる。
② スモールステップでできることを増やす。
③ 得意な面よりも苦手な面を優先して指導する。
④ 社会生活に必要な技能や習慣を身に付けさせる。
⑤ 具体的な活動よりも抽象的な内容の理解を重視する。

解説

　知的障害のある子どもは、成功経験が少ないことなどにより、主体的に活動に取り組む意欲が十分に育っていないことが多い。そのため、学習の過程では、児童生徒が頑張っているところやできたところを細かく認めたり、称賛したりすることで、児童生徒の自信や主体的に取り組む意欲を育むことが重要となる。

　さらに、抽象的な内容の指導よりも、実際的な生活場面のなかで，具体的に思考や判断、表現できるようにする指導が効果的である。一人ひとりが集団において役割が得られるよう工夫し、その活動を遂行できるようにするとともに、活動後には充実感や達成感、自己肯定感が得られるように対応する。

　これらの教育的対応に加え、教材・教具、補助用具やジグ（固定具）等を含めた学習環境の効果的な設定をはじめとして、児童生徒への関わり方の一貫性や継続性の確保などの教育的対応や、在籍する児童生徒に対する周囲の理解などの環境的条件も整え、知的障害のある児童生徒の学習活動への主体的な参加や経験の拡大を促していくことも大切である。そうすることにより、例えば、卒業後の就労等の進路先では、物事にひたむきに取り組む態度や誠実さといった、学びに向かう力や人間性が十分発揮されやすい。以上のことから、②と④が適切であり、正答となる。

① ×、② ○、③ ×、④ ○、⑤ ×

正答　②、④

 背景的知識

　知的障害のある児童生徒の学習上の特性としては、学習によって得た知識や技能が断片的になりやすく、実際の生活の場面のなかで生かすことが難しいことが挙げられる。そのため、実際の生活場面に即しながら、繰り返して学習することにより、必要な知識や技能等を身に付けられるようにする継続的、段階的な指導が重要となる。近年ではタブレットも多く用いられている。児童生徒が一度身に付けた知識や技能等は、着実に実行されることが多いとされている。

【引用・参考文献】
1) 文部科学省：特別支援学校学習指導要領等－学習指導要領及びポイント等特別支援学校学習指導要領解説　各教科等編（小学部・中学部）（平成29年4月・平成31年2月）.
　http://www.mext.go.jp/a_menu/shotou/tokubetu/main/1386427.htm より2020年1月16日検索.

　物質使用障害について、正しいものを<u>2つ</u>選べ。
① コカインは身体依存性が強い。
② ヘロインは身体依存性が強い。
③ 大麻はドパミン受容体を介して多幸作用を生じる。
④ モルヒネはオピオイド受容体を介して興奮作用を生じる。
⑤ 3,4－メチレンジオキシメタンフェタミン〈MDMA〉はセロトニン遊離増加
作用を介して幻覚を生じる。

解説

① × コカインはコカの葉を原料に抽出される麻薬で、中枢神経興奮作用が強い。精神依存は強いが身体依存はないとされ、覚醒剤のような性質をもつ。

② ◯ アヘンは麻酔薬やがん性疼痛を和らげる効能のあるモルヒネの元となる物質で、ケシの実から生産される。ヘロインはモルヒネから化学処理でつくられ、モルヒネより強力な薬効をもつ。アヘン、モルヒネ、ヘロインいずれも精神依存、身体依存ともに著しい麻薬である。

③ × 大麻草を乾燥させたものがマリファナで、樹脂状にしたものがハッシッシュと呼ばれる。大麻に含まれるテトラヒドロカンナビノール（tetrahydrocannabinol：THC）はカンナビノイド受容体を刺激して多幸感や鎮痛作用を発揮するが、比較的弱いながらも依存性があり、常用することで精神病症状を呈し、次第に動因喪失症候群（amotivational syndrome）と呼ばれる意欲障害が前景化する。

④ × モルヒネはオピオイド受容体を介して鎮痛作用を生じることでがん性疼痛の緩和に用いられる。耐性を形成し乱用して中毒になると、縮瞳、判断力や注意力や記憶力が低下するなど精神運動機能が損なわれる。中止に伴う離脱症状としては、再使用への渇望、散瞳、嘔気・嘔吐、下痢、発汗、涙や鼻水などの分泌物の亢進といった激しい自律神経症状が出現する。

⑤ ◯ 代用アンフェタミン類の3,4－メチレンジオキシメタンフェタミン（3,4-methylenedioxymethamphetamine：MDMA）はセロトニン遊離作用を介して幻覚や多幸感を生じる。

正答 ②、⑤

【引用・参考文献】
1）和田清：縮刷版 現代精神医学事典（加藤敏ほか編）．p673, 弘文堂, 2016.
2）大熊輝夫編：現代臨床精神医学. p255-263, 金原出版, 2013.

23. 公認心理師に関係する制度
(2) 福祉分野に関する法律、制度

親権について、正しいものを<u>2つ</u>選べ。
① 親権には財産管理権は含まれない。
② 民法には親権喪失及び親権停止が規定されている。
③ 児童相談所の一時保護には親権者の同意は必要でない。
④ 里親に委託措置をする場合、親権者の同意は必要でない。
⑤ 児童養護施設に入所措置する際、親権者の同意は必要でない。

解説

　子どもが成人するまでの間、監督・保護・教育し、その財産を管理する父母の権利・義務が親権であり、民法第818条や824条に定められているため、①は誤り。親権は子どもの保護が目的であり、2011年の改正で民法第820条に「親権を行う者は、この利益のために子の監護及び教育をする権利を有し、義務を負う」と定められた。児童虐待をする親などで親権者として適切でない場合、親権喪失の審判や親権停止の審判についても民法に定めがあるため、②は正しい。これらは家庭裁判所が審判を行う。児童相談所が一時保護をする場合、「原則として子どもや保護者の同意を得て行う必要があるが、子どもをそのまま放置することが子どもの福祉を害すると認められる場合には、この限りでない」とされている(児童相談所運営指針)ため、③は正しい。里親の委託に際しては、親権者の同意が必要となるため、④は誤り。また、児童養護施設への入所措置の場合にも、親権者の同意は必要であるため、⑤は誤り。もちろん、子どもに対してもわかりやすく説明して同意を得ることは重要である。

① ×、② ○、③ ○、④ ×、⑤ ×

正答　②、③

【引用・参考文献】
1) 津川律子ほか編：心理臨床における法と倫理. 放送大学教育振興会, 2017.

犯罪被害者等基本法について、正しいものを2つ選べ。
① 犯罪等とは、犯罪及びこれに準ずる心身に有害な影響を及ぼす行為を指し、交通事故も含まれる。
② 犯罪被害者等とは、犯罪等により害を被った者及びその家族又は遺族であり、日本国籍を有する者をいう。
③ 犯罪被害者等基本計画の案を作成するなどの事務をつかさどる犯罪被害者等施策推進会議は、内閣府に置く。
④ 犯罪被害者等のための施策とは、犯罪被害者等が、その受けた被害を回復し、社会に復帰できるための支援の施策である。
⑤ 犯罪被害者等のための施策は、警察等刑事司法機関に事件が係属したときから、必要な支援等を受けることができるよう講ぜられる。

解説

2004年に成立した犯罪被害者等基本法では、初めて犯罪被害者の権利を明文化するとともに、犯罪被害者の尊厳の保証・支援等を、国や地方公共団体、国民の責務とした。犯罪被害者の定義は、「犯罪およびこれに準ずる行為」で被害を受けた人および家族・遺族とし、犯罪の範囲を広くとっているのが特徴である。ストーカー被害や交通事故被害も含むため、①は正しい。被害者の国籍は問わないため、②は誤り。その支援は、警察の捜査や公判過程にとどまらず、相談・情報の提供、国民の理解の増進など広い範囲にわたるため、④⑤は誤り。なお、犯罪被害者等基本法に基づいて、内閣府に「犯罪被害者等施策推進会議」が設置されているため、③は正しい。また、第3次犯罪被害等基本計画が2016年4月から2021年3月の期間で運用されている。

① ○、② ×、③ ○、④ ×、⑤ ×

正答 ①、③

【引用・参考文献】
1) 金子和夫監、津川律子ほか編：心の専門家が出会う法律【新版】. 誠信書房, 2016.

6. 心理学に関する実験
（1）実験計画の立案

網膜像差が奥行き知覚手掛かりとして有効であるかを検討する目的で実験を行った。網膜像差が0分、6分、12分、18分の4種類からなるランダムドットステレオグラムを各実験参加者にランダムな順序で呈示した。実験参加者はランダムドットステレオグラムを観察し、実験者から渡されたノギスを用いて見かけの奥行き量を再生した。

この実験データから網膜像差の4つの条件で再生された奥行き量の平均に差があるかを検討するための統計的方法として、最も適切なものを1つ選べ。

① 対応のある1要因分散分析
② 対応のある4要因分散分析
③ 対応のない1要因分散分析
④ 対応のない4要因分散分析
⑤ 対応のある2標本の平均の差の検定

解説

本問は、実験計画と統計に関する基礎知識が求められる。「網膜像差の4つの条件で再生された奥行き量の平均に差があるかどうかを検討するため」という目的から、網膜像差という要因が独立変数、再生された奥行き量が従属変数であることがわかる。網膜像差は0分、6分、12分、18分の4種類であるため、1要因4水準の実験計画となっている。次に、「対応のある（参加者内）」とは、同一の実験参加者を要因の全ての水準に配置することであり、「対応のない（参加者間）」とは、水準ごとに別の実験参加者を配置することである。今回の実験では、「各実験参加者にランダムな順序で呈示した」という記述があり、実験参加者は4種類のランダムドットステレオグラムをすべて観察したうえで、奥行き量を再生したこととなる。つまり、対応ありのデータであることがわかる。以上により、正答は「①対応のある1要因分散分析」であると判断できる。

① ○、② ×、③ ×、④ ×、⑤ ×

正答 ①

11. 社会及び集団に関する心理学
　(2) 人の態度及び行動

　18歳の女性A、大学生。サークルに入部して1か月がたった頃、Aはいつも集合時間に遅刻するため、副部長のBから注意を受けた。そのことをきっかけにBを怖いと思うようになった。その後、忘れ物をした部員にBが注意している場面を偶然見かけ、Bはいつも怒っているので怖いという思いが強くなった。実際には、Bが部員を優しく励ましたり、場の雰囲気を和ませる発言をしたりする場面も見たことがあるが、そのことはAの印象には残っていなかった。やがてAは「Bがいるからサークルに行きたくない」と言い、サークルを休むことが多くなってきた。

　このようなAの心理的特徴として、最も適切なものを1つ選べ。

① 錯誤相関

② 確証バイアス

③ 自己評価維持モデル

④ スポットライト効果

⑤ 利用可能性ヒューリスティック

解説

① × 錯誤相関とは、2つの事象の間に関連がないにもかかわらず、関連があると判断するバイアスのことであり、偏見やステレオタイプの要因として考えられている。

② ○ 確証バイアスとは、社会的推論や判断の際に、自分がすでにもっている仮説や理論が正しいことを示すような情報だけを選択的に収集するバイアスのことである[1]。よって、②が正答である。

③ × 自己評価維持モデルとは、社会的比較における個人の自己高揚動機に関するモデルであり、人が好ましい自己評価を維持するためにとる行動について、心理的距離（他者との心理的な近さ）、自己関与度（課題の自分にとっての重要さ）、遂行(他者と比較した成績)の3つの要因から考えるものである。

④ × スポットライト効果とは、自分の装いや振る舞いが、実際よりも周囲からの注目を集めていると推測するバイアスのことであり、化粧行動や集団討議場面など様々な場面でみられる[2]。

⑤ × 利用可能性ヒューリスティックとは、社会的推論を行う際に、類似の出来事をどの程度記憶から取り出しやすいか（利用可能性）に基づいて、推論することである。つまり、頭に思い浮かんできやすい情報を優先的に利用して判断することである。

正答　②

【引用・参考文献】
1) 外山みどり：情報収集・サンプリングのエラー．社会的認知ハンドブック(山本眞理子ほか編)．北大路書房, 2001.
2) 藤島喜嗣ほか：化粧行動におけるスポットライト効果－化粧行動の顕現性推測における自己中心性バイアス．昭和女子大学生活心理学研究所紀要8：35-44, 2005.

21. 人体の構造と機能及び疾病
（2）心理的支援が必要な主な疾病

　　25歳の男性A、会社員。3か月前にバイク事故により総合病院の救命救急センターに搬入された。意識障害はなく、胸髄損傷による両下肢完全麻痺と診断された。2週間前、主治医からAに、今後、両下肢完全麻痺の回復は期待できないとの告知がなされた。その後Aはふさぎこみ、発語が少なくなったため、主治医から院内の公認心理師Bに評価及び介入の依頼があった。Bが訪室するとAは表情がさえず、早朝覚醒と意欲低下が認められた。

　　このときのBの対応として、最も優先度が高いものを1つ選べ。
① 神経心理学的検査を行う。
② 障害受容プロセスを話題にする。
③ アサーション・トレーニングを導入する。
④ 脊髄損傷の当事者の会への参加を勧める。
⑤ 抑うつ状態が疑われることを主治医に報告する。

解説

　身体的な障害に関連する問題である。3か月前のバイク事故により、意識障害はなかったものの胸髄損傷による両下肢完全麻痺の診断であった。2週間前の主治医からの「両下肢完全麻痺の回復は期待できない」との告知から、意欲低下と早朝覚醒が生じていると考えられる。

　したがって、事故から3か月経過してからの問題であるので、Aの問題は神経心理学的な問題とは考えにくく（①）、ましてやアサーション・トレーニングを導入するような、アサーションの問題ではなく（③）、当事者の会への参加を進めるのは時期尚早である（④）。以上のような理由から、正答を⑤とすることができる。さらに、早朝覚醒と意欲低下という点から⑤の抑うつ状態を想定できる。公認心理師の仕事として、このような心理的な症状にいち早く気づいて、主治医に報告し、対応を提案しつつ協議することが大切である。

① ×、② ×、③ ×、④ ×、⑤ ○

正答　⑤

 臨床的ポイント

　このような事例は、公認心理師がその職場のなかでどのような立場にあり、何を期待されているかを考えることによって、何をどう明らかにして、どう対応すべきかが、わかってくる。特に本事例の場合は、主治医は「心理に関する支援に係る主治の医師」ではないため、指示を仰ぐ対象ではなく、対応を提案し協議する関係といえる[1]。

【引用・参考文献】
1) 厚生労働省：公認心理師法第42条第2項に係る主治の医師の指示に関する運用基準について（平成30年1月31日）.
https://www.mhlw.go.jp/file/06-Seisakujouhou-12200000-Shakaiengokyokushougaihokenfukushibu/0000192943.pdf より
2019年12月26日検索.

　　74歳の女性。単身生活で、就労はしていない。最近物忘れがひどいと総合病院の内科を受診した。内科医から公認心理師に心理的アセスメントの依頼があった。精神疾患の既往歴はなく、神経学的異常もみられない。以前から高血圧症を指摘されていたが、現在はコントロールされている。頭部CT検査で異常はなく、改訂長谷川式簡易知能評価スケール〈HDS-R〉は21点であった。
　　この時点で公認心理師が行う心理検査として、最も適切なものを1つ選べ。

① CAPS
② CPT
③ MMPI
④ WMS-R
⑤ Y-BOCS

解説

　HDS-R(Hasegawa's Dementia Scale-Revised、改訂長谷川式簡易知能評価スケール)は、年齢、時間・場所の見当識、即時記銘と遅延再生、計算、数字の逆唱、物品記銘、言語流暢性の計9項目(30点満点)で構成される認知機能検査であり、カットオフポイントが20点であり、20点以下の場合、「認知症疑い」と評価される。

　74歳の女性は精神疾患や神経学的異常もなく、器質的問題も見受けられない。こうしたなか、HDS-R が21点であり、認知症の可能性を前提とした検査を実施する必要がある。選択肢のなかで、認知機能を測定する検査は、WMS-R(ウエクスラー記憶検査:Wechsler Memory Scale- Revised) であり、使用する心理検査として④が最も適切である。

　①臨床場面におけるPTSDの評価(診断)に用いられるCAPS(Clinician-Administered PTSD Scale、PTSD臨床診断面接尺度)は、DSM(Diagnostic and Statistical Manual of Mental Disorders、精神疾患の診断・統計マニュアル) に基づき開発された構造化面接法であり、信頼性・妥当性が確認されており、診療報酬点数が認められている方法である。

　②CPT (Continuous Performance Test、持続処理課題)は、一定の標的刺激に対する反応を測定し、反応時間や誤反応、無反応から、注意欠如多動症／注意欠如多動性障害 (attention deficit /hyperactivity disorder: AD/HD) の症状のうち、不注意と衝動性を客観的に評価することができる検査である。

　③MMPI(Minnesota Multiphasic Personality Inventory、ミネソタ多面的人格目録)は、自己記入式の性格検査である。妥当性尺度(受検態度や回答の歪曲を評価する)4尺度と臨床尺度(性格面の特徴を評価する)10尺度、計550項目から構成される尺度である。

　④Y-BOCS (Yale-Brown Obsessive Compulsive Scale、エール・ブラウン強迫尺度)は、過去数週間にわたる強迫症 (強迫性障害) の強迫観念や強迫行為の状態 (重症度) を評価し得るもので、面接で治療者からの質問に回答する方法と自己記入で回答する方法とがある。重症度の判断が行われる。

臨床的ポイント

心理検査の施行に際し、公認心理師は、心理検査の各概念や使用方法などといった特徴を十分に理解するとともに、実施方法についても習熟することが望まれる。また、その検査結果について、対象者へ適切にフィードバックすることが求められる。加えて、結果の解釈についても習熟する必要があり、例えば、「○○障害の場合、心理検査の得点が△△であることが多い」という臨床的知見が存在する場合、「心理検査の得点が△△だから、この対象者は○○障害である」と結論づけることは避ける必要がある（心理検査の結果のみで、その人を100％正確に評価することは難しいことを認識する必要がある）。

① ×、② ×、③ ×、④ ○、⑤ ×

正答 ④

【引用・参考文献】
1) 上里一郎：心理アセスメントハンドブック. 西村書店, 2001.
2) Edna BF et al：PTSD治療ガイドライン, 第2版（飛鳥井望監訳）. 金剛出版, 2013.
3) 村上宣寛ほか：〔三訂〕臨床心理アセスメントハンドブック. 北大路書房, 2019.
4) 原田誠一編：強迫性障害治療ハンドブック. 金剛出版, 2006.
5) 高橋知音：発達障害のある学生への合理的配慮と心理検査. 心理学ワールド58：23-24, 2012.

問140

14. 心理状態の観察及び結果の分析
（1）心理的アセスメントに有用な情報（生育歴や家族の状況等）とその把握の手法等

22歳の女性A。Aは職場での人間関係における不適応感を訴えて精神科を受診した。ときどき休みながらではあるが勤務は継続している。親と仲が悪いので2年前から単身生活をしているとのことである。公認心理師が主治医から心理的アセスメントとして、YG法、BDI-Ⅱ、WAIS-Ⅳの実施を依頼された。YG法ではE型を示し、BDI-Ⅱの得点は19点で希死念慮はない。WAIS-Ⅳの全検査IQは98であったが、言語理解指標と処理速度指標との間に大きな差があった。

公認心理師が引き続き行う対応として、最も適切なものを1つ選べ。

① MMSEを実施する。
② 田中ビネー知能検査Vを追加する。
③ 家族から情報を収集したいとAに伝える。
④ 重篤なうつ状態であると主治医に伝える。
⑤ 生育歴についての情報をAから聴き取る。

解説

精神科で公認心理師に求められる役割に、心理検査を含む心理アセスメントの実施がある。各心理検査の実施・解釈に習熟し、適切なバッテリーを組むともに、必要な情報を収集し、総合的にクライエントの状態を見立てることが望まれる。

この事例では、WAIS-Ⅳ（Wechsler Adult Intelligence Scale -Fourth Edition、ウェクスラー成人知能検査 第4版）において知的水準は平均的だが、言語理解と処理速度に

大きな差があることから、能力のアンバランスが窺われる。YG 法（矢田部ギルフォード性格検査）では E 型（不安定消極型）であり、内向性が強く、不適応を示しやすい性格傾向が示唆される。

① ✕　MMSE（Mini Mental State Examination：ミニメンタルステート検査）は、認知症のスクリーニングに用いられる検査であり、主訴および WAIS- Ⅳの結果からは記憶障害など認知症が疑われる所見はみられないため、不要である。

② ✕　WAIS- Ⅳを実施しており、田中ビネー知能検査 Ⅴで得られる必要な情報は十分得られている。クライエントの労力や所要時間を最小限にすることも、バッテリーを組むうえで大切な視点である。

③ ✕　問題文中に、「親と仲が悪いので2年前から単身生活をしている」とある。親から生育歴を聴取できればより客観的な情報が得られるだろうが、無理に家族と繋がろうとすることは、クライエントとの信頼関係を損ない、クライエントにとっても心的負担となる可能性がある。

④ ✕　BDI- Ⅱ（Beck Depression Inventory-Second Edition：ベック抑うつ質問票 第2版）では19点と軽症のうつ状態を示唆しており、希死念慮もないことから、「重篤なうつ状態」とは判断できない。

⑤ ◯　③で述べた通り、クライエントと親との関係性を考慮すれば、A 本人からできる限りの生育歴に関する情報を得ようと努めることが最適な判断であろう。

正答　⑤

🔵 臨床的ポイント

　　今回のテストバッテリーでは、主治医から YG 法、BDI- Ⅱ、WAIS- Ⅳの実施を依頼されており、おおよその性格傾向、うつ状態の程度、知的能力のアンバランスを把握できたうえで、クライエントの主訴に対して仮説を立ててみるとよい。職場の不適応の背景に、能力のアンバランスによるコミュニケーションの問題やマイペースさ、不注意などの問題があるのではないか（問題文中には言語理解と処理速度のどちらが高いのかは示されていないが、実際の臨床では、得られた数値やクライエントの取り組み方から状態像を見立てる必要がある）。また、消極的で内向的な性格傾向は育てられ方の問題か、親子関係に発達的特性による能力のギャップは影響していないか、など、様々な仮説が立てられる。そのような仮説を念頭に置いて、次に必要なアセスメントを検討する。クライエント自身に生育歴を語ってもらう場合、本人が感じてきた不適応感はいつ頃から感じていたのか、周囲の反応は実際にどのようなものだったのか、など、クライエントの主観と客観的な情報を整理しながら聴いていくことが大切である。それらを主治医に報告する際は、クライエントはどのような人物で、どのような背景があり、いかにして今の状態が生じているのかがわかりやすく伝わるように留意する必要がある。

【引用・参考文献】
1）小山充道編：必携 臨床心理アセスメント. p183-185，金剛出版，2008.
2）松本真理子ほか編：心理アセスメント―心理検査のミニマム・エッセンス. p94-95, 146-147，ナカニシヤ出版，2018.
3）日本版 WAIS- Ⅳ刊行委員会：WAIS- Ⅳ理論・解釈マニュアル. 日本文化科学社，2018.

15. 心理に関する支援（相談、助言、指導その他の援助）
　（3）要支援者の特性や状況に応じた支援方法の選択、調整

　19歳の男性 A、大学1年生。A は将来に希望が持てないと学生相談室に来室した。「目指していた大学は全て不合格だったので、一浪で不本意ながらこの大学に入学した。この大学を卒業しても、名の知れた企業には入れないし、就職できてもずっと平社員で結婚もできない。自分の将来に絶望している」と述べた。

　A に対する社会構成主義的立場からのアプローチとして、最も適切なものを1つ選べ。

① 　不本意な入学と挫折の心理について心理教育を行う。
② 　A の将来への絶望について無知の姿勢で教えてもらう。
③ 　A の劣等感がどのように作り出されたのかを探索させる。
④ 　学歴社会の弊害とエリート主義の社会的背景について説明する。
⑤ 　A の思考のパターンがどのように悲観的な感情を作り出すのかを指摘する。

解説

　社会構成主義の基本的な世界観は、「現実は社会的交流を通じて物語的に構成される」というものである。A 君にとっての「将来への絶望」は、A 君が置かれている社会的交流のなかで構成されている物語によって構成されていると見なされる。社会構成主義のセラピストは、A 君がセラピストとの会話のなかで多様な物語を自由に語ることを支援し、セラピストと A 君の会話を通じて、硬直した「支配的な物語」とは異なった物語が共同構成されることを目指す。その出発点としてセラピストが採用すべき姿勢は、A 君が生きている現実や問題については A 君自身が専門家であり、セラピストはそれについて何も知らないので教えてほしいとする「無知の姿勢」である。以下、各選択肢について述べていく。

① × 　心理教育は、セラピストが「正しい知識」をもつ専門家であり、クライエントは教えを受ける非専門家であることを前提とするので、社会構成主義的な態度とは異なっている。

② ○ 　無知の姿勢は、アンダーソン H.Anderson とグーリシャン H.Goolishian が提唱した社会構成主義的なセラピーにおけるセラピストの基本姿勢である。

③ × 　社会構成主義は、クライエントの問題を「劣等感」という個人に内在する心理学的な実在物であるとは考えない。

④ × 　社会構成主義は、学歴主義やエリート主義について社会的に構成された1つの物語であると理解し、それらを唯一の現実（あるいは間違った現実）であるとは考えない。

⑤ × 　社会構成主義は、クライエントの思考のパターンやそれがどのように感情に影響するかというメカニズムも社会的構成の産物であると考える。それらは指摘されたり指南されたりするべきものとは考えない。

正答　②

臨床的ポイント

　本題において問われている「社会構成主義的立場からのアプローチ」とは、通常はナラティブ・アプローチあるいはナラティブ・セラピーを指すと考えられる。ナラティブ・セラピーは家族心理療法領域において、1980年代から起こってきた大きな理論的・実践的変化を、1990年代に、ガーゲンK.J.Gergenらが、1つのカテゴリーとして概念化したものである。おおまかにいえば、家族心理療法が社会構成主義を取り込むことによって、ナラティブ・セラピーが誕生したといえる。社会構成主義は、「自己」や「世界」を分節化する媒体としての「会話」と、会話が社会的な関係のなかで果たしている機能をなによりも強調する。近年では、「無知の姿勢」を強調する立場を「コラボレーティブ・アプローチ」、「物語の書き換え」を重要視する立場を「狭義のナラティブ・セラピー」として区別することもある。

［引用・参考文献］
1）ガーゲンKJ：あなたへの社会構成主義（東村知子訳）．ナカニシヤ出版，2004．
2）マクナミーS，ガーゲンKJ編：ナラティヴ・セラピー－社会構成主義の実践（野口裕二・野村直樹訳）．金剛出版，1997．

問142　16. 健康・医療に関する心理学
（3）保健活動における心理的支援

　47歳の男性A。Aは、長年の飲酒、食習慣及び喫煙が原因で、生活習慣病が悪化していた。主治医はこれらの習慣は簡単には変えられないため、院内の公認心理師と共にじっくりと取り組むようカウンセリングをAに勧めた。Aは「酒もたばこも生活の一部だ」と話す一方で、「自分の身体のことは心配なので、この2週間はたばこの本数を毎日20本から15本に減らし、1日の最初の1本を遅らせている。酒はやめる気はない」と言う。
　Aの行動変容の段階を考慮した公認心理師の対応として、最も適切なものを1つ選べ。
① 禁酒も始めるように促す。
② 生活習慣病への意識を向上させる。
③ 禁煙のための具体的な計画を立てる。
④ 飲酒と喫煙の害について心理教育を行う。
⑤ 喫煙本数が増えないように現在の自分なりの制限を継続させる。

解説

　本問のポイントは、問題文にある「Aの行動変容の段階を考慮した」という部分にある。この部分に関連する重要な知識は「行動変容ステージモデル」である（厚生労働省e-ヘルスネット，2019）。このモデルでは、人が行動を変える場合、5つのステージを経ると考えられている。さらに、そのステージとは「無関心期」→「関心期」→「準備期」→「実行期」→「維持期」とされている。
　まず、男性Aが、現在どのステージにいるかをアセスメントする必要がある。問題

文に「この2週間はたばこの本数を毎日20本から15本に減らし、1日の最初の1本を遅らせている」という記述があることから、男性Aは「実行期」にあると考えられる。また、臨床的には「生活習慣病が悪化して」いるとは、具体的にどのような状態であるかを把握することも必要不可欠である。

　Aが「実行期」であると捉えると、その対応方法の候補からまず「外れる」のは、「②生活習慣病への意識を向上させる」と「④飲酒と喫煙の害について心理教育を行う」となるだろう。②については「無関心期」への対応、④については「関心期」への対応だからである。「①禁酒も始めるように促す」は、減煙を開始して2週間であることを考えると、禁酒を勧めるのは時期尚早である。そのため、①も正答から「外れる」ことになる。

　以上から、残る選択肢は「③禁煙のための具体的な計画を立てる」と「⑤喫煙本数が増えないように現在の自分なりの制限を持続させる」となる。正答は③と発表されたが、臨床的には、③と⑤は「甲乙つけがたい対応」であるといえるだろう。逆に少なくない人が、⑤の選択肢を選んだのではないだろうか。というのも、医師からリファーされた直後の初回面接という想定だとするなら、通常、男性Aの「自分なりの計画（既に具体的である）」を積極的に言語賞賛することで、男性Aの自己効力感を高めつつ、治療同盟を構築しようとするからである。一方、この状況で③の対応をする場合には、その促し方に注意を要する。例えば「本数を減らしているのですね。ただ、その程度本数を減らしたところで、ほとんど意味がありません。次の2週間は、1日に5本に減らしてみませんか？」と心理師が提案したら、現状維持はおろか、来院しなくなる可能性すら存在するからである。

① ×、② ×、③ ○、④ ×、⑤ △

公式の正答　③、本書の見解による正答　③、⑤

【引用・参考文献】
1）厚生労働省 e-ヘルスネット：行動変容ステージモデル. 2019.
　　https://www.e-healthnet.mhlw.go.jp/information/exercise/s-07-001.html より2019年12月27日検索.

141

23. 公認心理師に関係する制度
（2）福祉分野に関する法律、制度

> 13歳の男子 A、中学1年生。A は両親と2つ上の兄 B と暮らしている。両親は、A と B が幼い頃から、多くの学習塾に通わせるなどして中学受験を目指させた。B は志望校に合格したが、A は不合格であった。両親は「お前は出来そこないだ。これからは死ぬ気で勉強しろ」と A を繰り返しなじった。次第に両親は「お前は B とは違って負け犬だ。負け犬の顔など見たくない」と言い、A に別室で一人で食事をさせたり、小遣いを与えなかったりし始めた。
>
> 両親の行為は虐待種別の何に当たるか、最も適切なものを1つ選べ。
>
> ① 教育的虐待
> ② 経済的虐待
> ③ 身体的虐待
> ④ 心理的虐待
> ⑤ ネグレクト

解説

① × 虐待は、身体的虐待、心理的虐待、性的虐待、ネグレクトの4種類に大別されるため、除外される。

② × 経済的虐待が種別に加わっているのは、高齢者虐待防止法（第2条第2項）と障害者虐待防止法（第6条）であり、本事例は13歳であるため、除外される。

③ × 児童虐待防止法第2条にある身体的虐待の定義は、「1. 児童の身体に外傷が生じ、又は生じるおそれのある暴行を加えること」であり、本事例には該当しないため、除外される。

④ ○ 心理的虐待は、言葉による脅かしや、心を傷つけることを繰り返し、また別室で一人で食事をさせるなど兄弟とは著しく差別的な扱いをする等の行為が該当するため、適切である。

⑤ × 「A に別室で一人で食事をさせたり、小遣いを与えなかったりし始めた」とあるが、食事は与えており、ネグレクトの定義「子どもの健康・安全への配慮を怠っている」までには該当しないため、除外される。

正答 ④

 背景的知識

厚生労働省は心理的虐待の例として、言葉による脅かし、無視、否定的な態度を示すこと、他きょうだい間での差別的扱い、子どもの目の前で家族に対して暴言、暴力をふるうことなどを挙げている。両親が放った「お前は出来そこないだ。これからは死ぬ気で勉強しろ」、「お前は B とは違って負け犬だ。負け犬の顔など見たくない」などは、まさに上記に該当し、心理的虐待といえる。

また、子どもに対する不適切な養育態度は、虐待より広い概念として、チャイルド・マルトリートメント（Child Maltreatment）と定義されている。チャイルド・マルトリート

メントは、「不当な子どもの扱い」あるいは「不適切な子どもの養育」と訳されている。加害の有無や意図は関係なく、子どもにとって有害かどうかだけで判断される。また、明らかな心身の問題が生じていなくても、行為自体が不適切であればチャイルド・マルトリートメントと考えられる。

【引用・参考文献】
1) 厚生労働省：子ども虐待対応の手引き（平成19年1月23日）.
   https://www.mhlw.go.jp/bunya/kodomo/dv12/00.html より2020年1月16日検索.
2) 厚生労働省：子ども虐待対応の手引き（平成25年8月改正版）.
   https://www.mhlw.go.jp/seisakunitsuite/bunya/kodomo/kodomo_kosodate/dv/dl/120502_11.pdf より2020年1月16日検索.
3) 奥山真紀子：マルトリートメント（子ども虐待）と子どものレジリエンス. 学術の動向15（4）：4_46-4_51. 2010.

問144

17. 福祉に関する心理学
（2）福祉現場における心理社会的課題と必要な支援方法

　9歳の男児 A、小学2年生。A は実母と継父との三人暮らしであったが、ネグレクトと継父からの身体的虐待のため、児童相談所に一時保護された。入所当初は、いつもきょろきょろと周囲をうかがっていて落ち着かず、夜は悪夢でうなされることが多かった。入所1週間後の就寝時、男性指導員が A を居室に連れて行こうとして手を取ったところ、急に大声で叫び、周辺にあるものを放り投げ、頭を壁に打ち付け始めた。男性指導員は A に落ち着くよう促したが、なかなか行動が鎮まらなかった。しばらくして行動は止んだが、無表情となって、立ちすくんだままであった。声をかけるとようやく頷いた。

　A の行動の解釈として、最も適切なものを1つ選べ。

① 男性指導員への試し行動
② フラッシュバックによる混乱
③ 慣れない生活の場での情緒の混乱
④ 抑圧されていた攻撃的感情の表出
⑤ 反抗挑戦性障害にみられる権威者に対する反発

解説

　A のきょろきょろと周囲をうかがっていて落ち着かない様子や、悪夢にうなされるという状態から、A は心的外傷後ストレス障害（Post Traumatic Stress Disorder：PTSD）の症状を呈していると理解することができる。心的外傷後ストレス障害の特徴を示している選択肢は②である。「精神疾患の診断・統計マニュアル 第5版（Diagnostic and Statistical Manual of Mental Disorders 5th Edition：DSM-5）」[1] には、「心的外傷的出来事はさまざまな形で再体験されうる」ことが示されている。本事例では、継父から身体的虐待を受けていたために、『男性職員から手を取られた』という侵入的な関わりがトリガーとなり、虐待が再体験され、フラッシュバックによる混乱状態に陥ったと解釈できる。そのため、②が適切といえる。

　⑤の反抗挑戦性障害については、DSM-5[1] によると、「異なる養育者による養育の連

続性の中断や、過酷で、一貫しないまたはネグレクトに満ちた子育てが日常的に見られる家庭ほど有病率が高い」ことが示されている。その行動特徴として、「怒りっぽく／易怒的な気分、口論好き／挑発的な行動、または執念深さなどの様式がしばしば持続すること」（基準 A）が挙げられている。さらに、口論好き／挑発的な行動の中には、「しばしば権威ある人の要求、または規則に従うことに積極的に反抗または拒否する」とある。反抗挑戦性障害であれば、「最近の6ヶ月間に4つ以上の症状がある」、「症状の持続期間と頻度は、その人の年齢、性別、文化に対して標準となるものを超えるべき」ことが基準となる。本事例の症状は、男性職員がAの手を取るという身体接触によって発現しているため、反抗挑戦性障害には該当しないということができる。

① ×、② ○、③ ×、④ ×、⑤ ×　　　　　　　　　　　　　　　　正答　②

 臨床的ポイント

　虐待を受けた子どもの行動特徴として、自尊心の低下や情緒不安定さ、安定した愛着体験の欠如に起因する安心感や信頼感の低さなどが問題視されている。そのため、一時保護中の子どもへの対応についても、特別な援助や配慮が必要である。安心・安全を守れる環境であることが大前提であり、子どもがどのような虐待体験をしてきたのか、虐待による影響がどのように生じているのかなどについて、アセスメントを行うことが重要である。そして、子どもに必要な配慮や支援を検討し、職員間や支援機関同士で共有し一貫した関わりをもつことが求められる。

【引用・参考文献】
1）American Psychiatric Association 編：DSM-5 精神疾患の診断・統計マニュアル（日本精神神経学会日本語版用語監、髙橋三郎ほか監訳）．p269-278, p454-457, 医学書院, 2014.
2）厚生労働省：子ども虐待対応の手引き（平成19年1月23日）.
　　https://www.mhlw.go.jp/bunya/kodomo/dv12/00.html より2019年11月23日検索.

18. 教育に関する心理学
（1）教育現場において生じる問題とその背景

　中学1年生の数学教科担任 A は、方程式の単元で困難度の異なる計算問題30問が印刷されたプリントを授業中に用いることを考えた。その際、最初から少しずつ難しくなるように問題を配置し、生徒が積極的に解答を書き込めるような工夫をした。また、模範解答も用意した。さらに、授業中には自分のペースで取り組めるような時間を設定することにした。

　このプリントを用いた A の授業をプログラム学習の原理に沿ったものにするために必要なこととして、最も適切なものを1つ選べ。

① 　グループで答え合わせをする時間を設ける。
② 　解答するための1問当たりの制限時間を生徒に設定させる。
③ 　1問ずつ解答した直後に、答え合わせをするように指示する。
④ 　計算問題が苦手な生徒に対しては、教師が一緒に答え合わせを行う。
⑤ 　全ての問題に正しく解答した生徒から休み時間にしてよいと告げる。

解説

　この問題は、オペラント条件づけの理論に基づく効果的な学習方法を示したプログラム学習の原理に関する問題である。プログラム学習にはスキナー B.F.Skinner による直線的プログラムとクラウダー N.A.Crowder による分岐型プログラムがあるが、これは前者に関する問題といえる。

　プログラム学習には、Ⅰ.スモールステップの原理、Ⅱ.積極的反応の原理、Ⅲ.即時確認の原理、Ⅳ.自己ペースの原理などいくつかの原理が存在する。問題文には、最初から少しずつ難しくなるように問題を配置し（Ⅰ）、生徒が積極的に解答を書き込めるような工夫があり（Ⅱ）、自分のペースで取り組めるような時間が設定されている（Ⅳ）。すなわち、残る「Ⅲ.即時確認の原理」について説明している選択肢はどれかを考えると、「③1問ずつ解答した直後に、答え合わせをするように指示する。」という解答が導かれる。このように、スモールステップの原理により誤反応が起こる確率を減らし、積極的な反応が起こるように工夫することで、自発的反応が生起しやすくなる。そして、即時確認の原理によって自分の反応（解答）と模範解答を照らして1問ずつ確認することで、学習者の動機づけを高い水準で維持しながら学習を進めることが期待できるのである。

① ×、② ×、③ ○、④ ×、⑤ ×

正答　③

 臨床的ポイント

　教育領域における心理に関する支援において、公認心理師が生徒の学習支援を行う機会は様々に想定される。例えば、不登校であった児童生徒が別室登校をできるようになった際に担任教諭に代わって補習を行う場合や、適応指導教室で学習支援にあたる場合などである。また、発達障害や知的発達の遅れなどの器質的要因を背景に個別支援やティームティーチング（team teaching：TT）の一員として対象児に関わることもあるだろう。こ

のような場合、支援の対象となる児童生徒は学習に対して無気力または低い動機づけを有しており、自信を失っている場合が多い。そのような事例において、プログラム学習に基づく教材を準備して支援にあたることが有効である。また、認知処理の得意・不得意に偏りがあり、同時処理が苦手で継時処理が得意な児童生徒にもプログラム学習は有効な学習指導の1つとなる。

　さらに、他職種連携の実践場面として教師と連携しながら支援を行う場合、プログラム学習のように具体的であり、かつ実証に基づいた指導法を提案することも公認心理師の重要な役割の1つであるといえよう。

問146

18. 教育に関する心理学
(2) 教育現場における心理社会的課題と必要な支援

　14歳の男子A、中学2年生。Aは中学1年生のときに比べ、学習に対して積極的に取り組み、成績が全体的に上がった。1学期の成績評定は国語と社会が高く、数学と体育は他の教科と比べて低かった。Aは中学1年生のときは幅広い交友関係があったが、現在は特定の友人と親しくしている。何事に対しても真面目に取り組み、クラスメイトからも信頼されているが、自信がなく不安な様子もみられる。

　Aについてのこれらの情報は、どのような評価に基づくか、最も適切なものを1つ選べ。
① 診断的評価と相対評価
② 縦断的個人内評価と相対評価
③ 診断的評価と横断的個人内評価
④ 診断的評価と縦断的個人内評価
⑤ 縦断的個人内評価と横断的個人内評価

解説

　教育心理学における教育評価領域の問題である。まず、教育評価には内容や方法によっていくつかの分類があることを知っておく必要があるだろう。

　まず、診断的評価は評価を行うタイミングによる分類である。指導前に行う評価のことを診断的評価という。児童生徒の関心、個人および学級集団の特徴、前提となる知識・技能の習得状況などを評価して指導内容に生かすことが診断的評価の目的である。なお、指導中に行う評価は形成的評価、そして指導後に行われる評価は総括的評価と呼ばれる。

　相対的評価と絶対的評価は、評価の準拠基準によって分類される。相対的評価は集団準拠評価とも呼ばれ、指導を受けた集団内での相対的な位置づけで評価を行うものである。一方、絶対的評価は目標準拠評価と呼ばれ、到達すべき教育目標に対してどの程度近づくことができたかという観点から評価を行うものである。

　縦断的個人内評価と横断的個人内評価は、評価対象とそれ以外の他者とを比べることなく、評価対象者のなかで比較する評価方法である。縦断的個人内評価の場合、基準と

なる縦軸（時間軸）に基づいて、以前と比べて現在どのくらい成長がみられたかを評価する。一方、横断的個人内評価は、同時点における別の指標と比較する評価方法であり、理科と比べて国語が得意である等の評価を行うものである。

　以上のことから、この事例では中学2年生の男子 A を1年生のときと比較し（縦断的個人内評価）、また、1学期という同時点において、国語と社会がその他の教科比べて評定が高いこと、また数学と体育が低かったと説明されている（横断的個人内評価）。よって、正答は⑤となる。なお、評定とは評価を1から5の数値や ABC などの記号で端的に表すことであり、そのため必ず評価の後に行われるものである。

①×、②×、③×、④×、⑤○

正答　⑤

📍 臨床的ポイント

　人が人を評価するということは決して簡単なことではない。教育領域における心理的支援のなかで、支援対象となる児童生徒の努力や成長を縦断的個人内評価によって適切に判断することは、支援を要するものの関係者である担任教諭や保護者などに、専門的な視点に基づく正当な評価をフィードバックすることにつながる。また、支援を要する児童生徒の自己肯定感や動機づけの向上にもつながる。また、評価には指導や支援が適切であったかを振り返るという、指導支援する側にとっても重要な機能があることも忘れてはならない。

　75歳の女性 A。A は相談したいことがあると精神保健福祉センターに来所し、公認心理師が対応した。A は、45歳の長男 B と二人暮らしで、B は覚醒剤の自己使用により保護観察付執行猶予中だという。「最近、B が私の年金を勝手に持ち出して使ってしまうようになった。そのため生活費にも事欠いている。財布からお金が何度もなくなっているし、B の帰りが遅くなった。B は覚醒剤を使用しているのではないか。B に恨まれるのが怖くて保護司に言えないでいる。B を何とかしてくれないか」との相談であった。

　公認心理師の対応として、最も適切なものを1つ選べ。

① 高齢者虐待のおそれがあるとして、市町村に通報する。

② A の話が本当かどうかを確認するため、しばらく継続して来所するよう提案する。

③ B の行為について、高齢者虐待防止法違反として、警察に通報し立件してもらう。

④ B が覚醒剤を使用している可能性が高いので、対応してもらうよう保護観察所に情報を提供する。

⑤ B の行為は高齢者虐待に該当しないため、覚醒剤乱用の疑いがあるとして、A から担当保護司に相談するよう助言する。

(注：「高齢者虐待防止法」とは、「高齢者虐待の防止、高齢者の養護者に対する支援等に関する法律」である。)

解説

　平成17年11月1日、国会において「高齢者に対する虐待の防止、高齢者の養護者に対する支援等に関する法律」（高齢者虐待防止法）が議員立法で可決、成立し、平成18年4月1日から施行された。高齢者とは65歳以上の者と定義され、ここでの虐待とは、身体的虐待（高齢者の身体に外傷が生じ、または生じるおそれのある暴力を加えること）・介護・世話の放棄・放任（高齢者を衰弱させるような著しい減食、長時間の放置、養護者以外の同居人による虐待行為の放置など、養護を著しく怠ること）・心理的虐待（高齢者に対する著しい暴言または著しく拒絶的な対応その他の高齢者に著しい心理的外傷を与える言動を行うこと）・性的虐待（高齢者にわいせつな行為をすることまたは高齢者をしてわいせつな行為をさせること）・経済的虐待（養護者または高齢者の親族が当該高齢者の財産を不当に処分することその他当該高齢者から不当に財産上の利益を得ること）が挙げられる。

　こうしたなか、市町村に対しては、「高齢者に対する虐待の防止及びその早期発見のための事業その他の高齢者の権利擁護のための必要な援助を行う事業」（介護保険法第115条の38第1項第4号）の実施が義務づけられている。そして、高齢者虐待防止法で規定されている高齢者虐待であるか否か判別し難い事例であったとしても、高齢者の権利の侵害や生命、健康、生活が損なわれる事態が予測される場合には、必要な援助を行うこと

が市町村の責務とされている。加えて、虐待に気付いた場合、特に生命や身体に重大な危険がある場合は、虐待の発見者は、市町村の窓口へ通報する義務があるとされている。なお、支援にあたっては、虐待に対する自覚は問わず、虐待の疑いがある場合には、安全確保を優先し、迅速な対応を組織的に関係諸機関と連携して行うことが求められる。

　本事例をみると、45歳の長男Bによる75歳の女性Aへの経済的虐待の可能性が推測される。したがって、虐待の可能性を推察した公認心理師は、市町村窓口への通報を迅速に行うとともに、関係諸機関と連携しAを支援することが求められる。こうしたことから、市町村に通報する①が適切である。

①　○、②　×、③　×、④　×、⑤　×

正答　①

【引用・参考文献】
1）厚生労働省：Ⅰ　高齢者虐待防止の基本, 2006
https://www.mhlw.go.jp/file/06-Seisakujouhou-12300000-Roukenkyoku/1.pdf より2020年1月19日検索

問148

20. 産業・組織に関する心理学
（1）職場における問題に対して必要な心理的支援

　　30歳の女性A、会社員。ストレスチェックの結果、高ストレス者に該当するかどうかを補足的な面接で決定することになり、公認心理師がAの面接を行った。Aのストレスプロフィールは以下のとおりであった。「心理的な仕事の負担」は低い。「技能の活用度」、「仕事の適性度」及び「働きがい」が低い。「職場の対人関係のストレス」が高い。「上司からのサポート」と「同僚からのサポート」が低い。ストレス反応では、活気に乏しく疲労感と抑うつ感が高い。「仕事や生活の満足度」と「家族や友人からのサポート」が低い。

　　ストレスプロフィールを踏まえ、面接で把握すべき事項として、最も優先度の低いものを1つ選べ。
①　労働時間を尋ねる。
②　休日の過ごし方を尋ねる。
③　キャリアの問題を抱えていないか尋ねる。
④　上司や同僚との人間関係について尋ねる。
⑤　疲労感と抑うつ感は、いつ頃から自覚し始め、どの程度持続しているのかを尋ねる。

解説

　30歳の女性Aに対するストレスチェックの結果から、自身の技能を活用できていると感じていないこと、働きがいを感じていないこと、職場の人間関係に不全感があることなど、労働環境に対する自身の在り方や他者との関係について課題を抱えていることが推察できる。一方、仕事の負担は低いことも示された。こうしたことから、優先度が低いものは、相対的に、①労働時間の確認であるといえる。しかしながら、公認心理師として補足的面接を担当する際、仮に、「心理的な仕事の負担」が低い場合であっても、

労働状況について尋ねることは必須である。

　職場における労働者支援を実践する際、職場以外の環境（プライベートな時間）でどのような生活を送っているのかを尋ねることも重要であり、②の優先度は高いといえる。また、Aの場合、「家族や友人からのサポート」が低いということから、職場以外の環境においても職場と同様に不全感を抱えている可能性も考えられる。

　加えて、仕事に適性を感じていないことや働きがいを感じることができていない可能性から、Aのワーク・キャリアを扱った支援（キャリア・カウンセリングの立場からの支援）も必要不可欠であり、また、職場以外の環境における不全感を前提とするのであれば、ライフ・キャリアの課題を扱った支援も同時に重要な役割を果たす。このことから、③の優先度は高いといえる。

　加えて、職場の対人関係の不全感や同僚・上司からのサポートの低さも、Aのストレス要因として焦点化すべきものである。労働者の支援や面接を行う際、職場の人間関係の問題に言及されることが多く、対話のなかで言及される第三者（同僚や上司など）を丁寧に扱い、支援することが求められる。このことから、④の優先度も高いといえる。

　こうしたなか、疲労感や抑うつ感は、Aにとっての今ここで感じている不調である可能性もあり、その状態像を正確にアセスメントする必要がある。不調や問題行動などをアセスメントする際、その不調や問題行動がどの程度（期間）持続され、どの位（頻度）生じるのかは、正確なアセスメントを行ううえで鍵となる。したがって、⑤の優先度も高い。

　以上のとおり、公認心理師が担当する高ストレス者に対する補足的面接では、選択肢に挙げられている内容のすべてを聴取することが求められるが、相対的にみて、①の優先度は低いものといえる。

① ○、② ×、③ ×、④ ×、⑤ ×

正答 ①

問149

18. 教育に関する心理学
（1）教育現場において生じる問題とその背景
（2）教育現場における心理社会的課題と必要な支援

> 　14歳の女子A、中学2年生。Aは、クラスメイトのBが複数の生徒から無視されたり、教科書を隠されるなどの嫌がらせを受けたりしていることをスクールカウンセラーに相談した。Aはこのような状況を何とかしてほしいが、自分が相談したことは内緒にしてほしいと強く希望している。
> 　現時点でのスクールカウンセラーの対応として、<u>不適切なもの</u>を1つ選べ。
> ① Bから詳しい事情を聞く。
> ② Aが相談に来た勇気を認める。
> ③ Aの承諾を得て、担任教師に連絡する。
> ④ Aからいじめの事実について詳しく聞く。
> ⑤ 客観的に状況を把握するために、クラスの様子を見に行く。

解説

　本問は、スクールカウンセラーとして勤務する中学校において、第三者である生徒からいじめが疑われる事例の報告があった際どう対応すべきか、さらに守秘義務をどう扱うかが問われている問題である。背景には、次のような基礎知識が求められる。スクールカウンセリング、いじめ防止対策推進法、チーム学校、コンサルテーション、守秘義務。

　いじめが疑われることから早急な対応が求められるが、Bのことで状況改善と支援を求めているAがクライエントであることを再確認したい。Bがいじめを受けている可能性はもちろんあるが、Aが把握している事態と実態にズレがある可能性、BでなくAがいじめを受けている可能性、Aが支援を求めるためにBの話を持ち出した可能性など、様々なケースが想定される。まず現状確認と情報収集を行うことが必要である。

① ✕　Bに直接事情を聞くのは、現段階では早計である。
② ◯　Aの勇気を認めると同時に、Aの安全の確保と安心感を与え、信頼関係を構築できるとよい。
③ ◯　Aは相談したことを内緒にしてほしいと強く希望していることから、まずは担任教師に話すことについて、Aに目的やメリットを説明して承認を得る必要がある。担任教師からは、Aの普段の様子およびBのいじめの実態、AとBの関係などについて話を聞けるとよい。
④ ◯　いじめの事実確認と併せて、Aがどのような事態に置かれていて、どのような心境にあるのかを把握したい。
⑤ ◯　Bのいじめの実態はもちろん、Aのクラスでの様子を直接観察することも有効な情報となる。

正答　①

臨床的ポイント

　他者にサポートを求めることが不慣れであったり、得意ではなかったりする生徒の中には、第三者についての相談や、友達の付き添いという形で相談に来ることがある。自らは当事者ではない立場をとりながら、相談室の雰囲気やカウンセラーの人柄をチェックし、自分の相談をしても大丈夫かどうかを検討しているのかもしれない。スクールカウンセラーをしていると、当事者ではない立場の生徒ともラポールが形成されると、今度は自分のことで相談をしたいと再来することが多いと感じる。改めて"目の前にいる人がクライエントである"という意識で関わる重要性を実感させられる瞬間である。

　守秘義務には、集団守秘義務という考え方もあるが、クライエントとの信頼関係を大切にする観点に加え、守秘義務や公認心理師の専門性を知ってもらう意味でも、生徒に説明して同意を得るプロセスは重要である。

【引用・参考文献】
1）福島哲夫編集責任：公認心理師必携テキスト．p25-31，p362-366，p433-435，p532-535．学研メディカル秀潤社，2018．

　　25歳の女性 A。A は夫から暴力を受け、電話連絡や金銭使用を制限されて、配偶者暴力相談支援センターに逃げ込むが、すぐに夫のもとに戻り同居するということを何回も繰り返していた。今回も夫の暴力で腕を骨折し、同センターに保護された。A は日中ぼんやりとし、名前を呼ばれても気づかないことがある。外出すると、自分の居場所が分からなくなる。夫から殴られる夢を見て眠れない、いらいらして周囲に当たり散らすなどの様子がみられる。その一方で、「夫は今頃反省している。これまで何度も暴力の後に優しくしてくれた」と言い、「夫のもとに戻る」と言い出すこともある。

　　A の状況から考えられることとして、<u>不適切なもの</u>を1つ選べ。

① 夫との共依存関係がある。

② 夫婦は常に高い緊張関係にある。

③ 心的外傷後ストレス障害〈PTSD〉が疑われる。

④ A は、夫の暴力を愛情表現の1つと認知している。

⑤ ドゥルース・モデルと言われる「パワーとコントロール」の構造が見受けられる。

解説

　　典型的なドメスティックバイオレンス（domestic violence：DV）の事例といえる。DV とは同居する近親者から受ける暴力のことであるが、近年は似た構造の恋人同士の暴力行為をデート DV とも呼ぶ。身体的虐待（いわゆる暴行）、精神的虐待（罵り・蔑み・脅迫など）、性的虐待、社会的隔離（通信手段を奪う・軟禁）などといった形がある。また、被害者と加害者に経済的・心理的な優劣からくる隷属関係、あるいは自己犠牲的な対人関係ができている場合が多い。そのため、被害者が DV を受けていることを他言できなかったり、他者に相談して別居の助言をもらってもそれが実行できないことが被害を大きくすることも多々あるとされる。

　　さらに、信頼していた肉親から DV を受けることによって、大きな心理的なトラウマが形成されて心的外傷後ストレス障害（post traumatic stress disorder：PTSD）の症状が現れたり、心的ストレスから精神疾患（人格障害、統合失調症、うつ病、非定型精神病など）を患う危険性もある[1]。

　　本問の A は上記のような典型的な DV を受け、さらにドキドキしたり物音に敏感になったり、いらだった感じ（過覚醒症状）や現実感がなくなって感情が麻痺したり、自分の体験が遠い出来事のように思ったり、事件を思い出させるものに近寄れなくなる（回避・麻痺症状）、悪夢やフラッシュバックにおそわれる（侵入）という症状がみられ、PTSD と診断される可能性が高い[2]。

① ○ 単なる支配・被支配の隷属関係だけでなく、問題を抱える相手から必要とされているということに存在価値を見出して、現状を維持しようとする共依存関係が想定される。

② × 「夫は今頃反省している。これまで何度も暴力の後に優しくしてくれた」という発言から、常に高い緊張関係にあるとはいえない。

③ ○ 「日中ぼんやりする」（回避・麻痺）、「夫から殴られる夢を見て眠れない」（侵入）、「いらいらして周囲に当たり散らす」（過覚醒）がみられ、PTSD が疑われる。

④ ○ 「これまで何度も暴力の後に優しくしてくれた」と発言しており、暴力そのものを愛情表現と認知しているかどうかはともかく、その後の愛情表現とセットにして認知している可能性が高い。

⑤ ○ ドゥルース・モデルとは、アメリカのミネソタ州ドゥルース市のドメスティックバイオレンス介入プロジェクトによって作成された「パワーとコントロール」の構造を示す車輪の図を基にしたモデルである。このモデルでは外側にある身体的暴力などの見えやすい暴力以外に、経済的・心理的暴力などによるパワーとコントロールによって、外部に相談したり、逃げようとする行動が抑制されてしまう現象があるとされている。まさにこの事例の特徴と合致する。

正答 ②

【引用・参考文献】
1) 厚生労働省：生活習慣病予防のための健康情報サイト．DV/ ドメスティックバイオレンス．
https://www.e-healthnet.mhlw.go.jp/information/dictionary/heart/yk-075.html より2019年12月24日検索．
2) 厚労省労働省：生活習慣病予防のための健康情報サイト．PTSD．
https://www.e-healthnet.mhlw.go.jp/information/heart/k-06-001.html より2019年12月25日検索．
3) 文京区：配偶者からの暴力をなくそう．PARTNER Vol32．p2．2008．
https://www.city.bunkyo.lg.jp/var/rev0/0157/7845/32.pdf より2019年12月25日検索．

問151

23. 公認心理師に関係する制度
（5）産業・労働分野に関する法律、制度

　50歳の男性 A、外回りの医薬品営業職。最近急に同僚が大量退職したことにより、担当する顧客が増え、前月の時間外労働は100時間を超えた。深夜早朝の勤務も多く、睡眠不足で業務にも支障が出始めている。このまま仕事を続けていく自信が持てず、休日もよく眠れなくなってきた。人事部から配布された疲労蓄積度自己診断チェックリストに回答したところ、疲労の蓄積が認められるという判定を受けた。A は会社の健康管理室を訪れ、公認心理師 B に詳しい事情を話した。

　このときの B の対応として、最も優先されるものを1つ選べ。

① HAM-D を実施する。
② 産業医との面接を強く勧める。
③ 継続的に B に相談に来ることを勧める。
④ 仕事を休んでゆっくりするよう助言する。

解説

　1ヶ月100時間を超過する時間外労働は、中小企業でなおかつ、ある一定の要件を満たさない場合は、法令違反であり、厚生労働省が定める健康障害リスクが高まる「過

労死ライン」を超えている。この場合、緊急対応が求められるため、産業分野の公認心理師に求められる対応は、産業医につなぐことである。①の HAM-D（Hamilton Depression Rating Scale、ハミルトンうつ病評価尺度）は、抑うつの状態を測定する心理検査であるが、緊急性を考慮すると、産業医につなぐことが最優先されるため、②が正答であると考えられる。

　緊急性を考慮すると、③公認心理師である B に継続的に相談に来ることの優先度は低い。過労死ラインの場合は多職種連携が求められるため、④仕事を休む助言のみでは、公認心理師の支援としては不十分である。したがって、②が正答である。

①✕、②◯、③✕、④✕

正答　②

 臨床的ポイント

　産業場面において労働者の心理的支援を担う際、忘れてはいけないのが労働基準法や労働安全衛生法といった法的な側面である。本問は精神障害の労災認定基準に定められている内容について理解しているかどうかを問うている。産業場面における労働者支援を実行する際、各種不適応や精神障害の理解、心理的支援法の理解に加え、精神障害の労災認定基準をはじめ、各種法律や通達・指針を十分に念頭において臨床活動に従事する必要がある。

【引用・参考文献】
厚生労働省：時間外労働の上限規制
https://jsite.mhlw.go.jp/tokyo-roudoukyoku/newpage_00288.html より2020年1月30日検索.

問152　22. 精神疾患とその治療
（1）代表的な精神疾患の成因、症状、診断法、治療法、経過、本人や家族への支援

　58歳の男性 A。A は仕事の繁忙期に寝つきが悪くなり、近所の内科で2か月前から睡眠薬を処方され服用していた。最近入床から1時間以上たっても眠れない日が増え、中途覚醒も認められるようになった。日中の疲労感が強くなってきたため、心療内科を受診した。不眠以外の精神疾患や身体疾患は認められず、主治医から公認心理師に心理的支援の指示があった。
　A への対応として、適切なものを2つ選べ。
①　認知行動療法を勧める。
②　筋弛緩法を実践するように勧める。
③　これまでよりも早めに就床するように勧める。
④　中途覚醒した際に寝床に留まるように勧める。
⑤　夜中に起きた際には時計で時刻を確認するように勧める。

解説
　58歳の男性 A は、2か月前から睡眠導入薬を処方されているものの効果は低く、入眠困難や中途覚醒が認められる。また、睡眠の問題を背景に疲労感を感じているなど、自覚症状を有しているが、精神疾患や身体疾患が認められないことから、睡眠の問題に焦

点を絞った支援を遂行する必要がある。

「精神疾患の診断・統計マニュアル 第5版（Diagnostic and Statistical Manual of Mental Disorders 5th Edition：DSM-5)」では、睡眠の問題は睡眠－覚醒障害群に分類され、特に眠ることができない状態を、不眠障害としている。不眠障害の特徴は、入眠時不眠（または初期不眠）（就寝時における睡眠の開始困難を伴う）、睡眠維持不眠（または中期不眠）（夜間を通しての頻回の、あるいは持続性の覚醒を伴う）、後期不眠（早朝に覚醒し、再び入眠できないことを伴う）とされ、また、回復感のない睡眠も不眠障害の特徴である。こうしたなか、睡眠維持不眠、次いで入眠困難の頻度が高く、これらが混合する状態も認められる。

不眠障害を持続する要因はいくつか考えられ、例えば、昼寝をすることで睡眠リズムが崩れることや、布団のなかでの不適切な過ごし方による不快な体験が条件づけられること、眠ることができないことへの恐怖や、眠ることができないことにより日中の活動に支障が出るのではないかなどといった危惧、時間を気にして時計を何度も見るなどといったことが持続要因として挙げられる。

「これまでよりも早めに就床するように勧める」ことで、入眠困難をさらに体験し、不眠障害の持続につながることも推測される。また、中途覚醒した際に不快感や不安感を伴う場合、寝床に留まることで、より不快感や不安感が強くなることも推測される。加えて、中途覚醒した際、「時計を見る」という行動も、眠れないことに対する不安などを強くする可能性がある。これらはいずれも、「その寝床で寝ることが不快であり眠ることができない」といった状態を強化するものといえ、このことから、③④⑤は適切でない。

睡眠の問題が、認知的側面（例えば、「眠れないかも知れない」といった認知）や行動的側面（例えば、中途覚醒時「時計を見る」といった行動）にアプローチすることで改善が見込めることから、睡眠障害に対する認知行動療法（Cognitive Behavioral Therapy for Insomnia：CBT-I）の適用も有効である。また、筋弛緩を伴うリラクセーション法の適用も入眠を促進するうえで有効である。こうしたことから、①②が適切である。

一方、認知・行動的問題のみならず、更年期における身体的な変化や睡眠時無呼吸症候群の影響など、睡眠の問題を引き起こす要因は多様であり、十分なアセスメントが必要不可欠である。

① ○、② ○、③ ×、④ ×、⑤ ×

正答 ①、②

【引用・参考文献】
1) American Psychiatric Association 編：DSM-5 精神疾患の診断・統計マニュアル（日本精神神経学会日本語版用語監，髙橋三郎ほか監訳）. p355-362, 医学書院, 2014.
2) Edinger JD：Overcoming Insomnia：A Cognitive-Behavioral Therapy Approach, Therapist Guide (Treatments That Work). Oxford University Press, 2014.

85歳の男性A。Aは一人暮らしで、介護保険は申請しておらず、認知症の診断もされていない。しかし、身辺自立はしているものの、室内の清掃が行き届かず、物を溜め込みがちであるので、地域ケア会議で、ホームヘルパーによる清潔管理を行っていく方針を取り決め、実施していた。ヘルパーを受け入れているようにみえたが、2か月が経過した頃、Aからホームヘルパーの利用を終わりにしたいと突然申出があった。

地域包括支援センターの対応として、適切なものを2つ選べ。
① 基本チェックリストの再確認
② グループホームへの入居の提案
③ 小規模多機能型居宅サービスの利用
④ 地域ケア会議での支援方法の再検討
⑤ 定期巡回・随時対応型訪問サービスの利用

解説

定期的な外来診療など、医師の関わりがまったくないため、介護意見書の作成ができず、介護認定、介護支援専門員の設定、ケアプランの策定、担当者会議といった一連の介護保険利用の手続きができない。一般にこのようなケースは、地域ケア会議で近隣への迷惑行為が明らかになるなど困難事例が多い。公認心理師が地域ケア会議のメンバーとして専門的な心理評価や提案を行うことが重要となる。なお、この設問の主旨は地域包括支援センターの役割であり、公認心理師の役割ではないので注意が必要である。

① ○ 地域包括支援センターが支援の必要性を把握、判断するため、基本チェックリストを用いて評価することは重要な業務である。

② × 要介護認定を受けて、本人、家族の要望により介護支援専門員と相談しグループホームへの入所手続きとなる。多くの場合、予約待ちとなる。

③ × 小規模多機能型居宅介護とは、介護保険制度の地域密着型サービスの1つ。同一の介護事業者が「通所（デイサービス）」を中心に、「訪問（ホームヘルプ）」や「泊まり（ショートステイ）」を一体的に提供することができ、汎用性が広く利用価値が高いが、施設ごとの対応可能な範囲、質などが異なる点に留意する必要がある。本人家族と介護支援専門員との相談により手続きを行う。地域包括支援センターの業務ではない。

④ ○ このケースでは、かかりつけ医（主治医）を持たないので、基本チェックリストに基づいて、地域包括支援センターが関わることにより、地域ケア会議で扱った経緯がある。そのフォローアップとして問題点を再抽出して地域ケア会議で再検討を行う。このケースでは、ホームヘルパーの受け入れを終了したいとのことで、その要因についての評価と、対策の再設定が必要である。要因はヘルパーの経費の負担と本人のニーズが一致しない、個人の家に他人が入ることを敬遠したい、などが挙げられる。その際に、公認心理師による専門的な心理評価、

支援の方法の提案など、関わり方に重要な情報を得る必要がある。地域包括支援センターにおいて、地域ケア会議で再検討すべきケースである。

⑤ ✕ 設問の「定期巡回・随時対応型訪問サービスの利用」とは、定期巡回・随時対応型訪問介護看護を意味するものと考える。この場合には介護認定が必要であり、このケースでは利用できない。

正答 ①、④

 臨床的ポイント

外来診療など定期的な受診、かかりつけ医（主治医）を持たないケースは認知症初期対応チームとしてしばしば経験する。本人に精神科受診を促すという方向性が示されることが多いが、本人が拒否する場合が一般的である。例外的に、高血圧など生活習慣病の治療目的で定期的な外来受診をしている場合、介護保険の主治医意見書の作成が可能な場合がある。地域ケア会議では、地域包括支援センター、地域の民生委員などが関わることが多い。認知症初期対応チームなどに公認心理師の参加はいまだ少ないのが現状だが、今後、公認心理師による専門的な心理評価などに基づいた対処法の提案、助言などが有用と考える。

問154

20. 産業・組織に関する心理学
（1）職場における問題に対して必要な心理的支援

35歳の男性A、会社員。うつ病の診断で休職中である。抑うつ感は改善したが、まだ夜間よく眠れず、朝起きづらく、昼間に眠気がある。通院している病院に勤務する公認心理師がAと面接を行っていたところ、Aは「主治医には伝えていないが、同僚に取り残される不安があり、早々に復職をしたい。職場に行けば、昼間は起きていられると思う」と話した。

このときの公認心理師の対応として、適切なものを2つ選べ。
① 試し出勤制度を利用するよう助言する。
② まだ復職ができるほど十分に回復していないことを説明する。
③ Aに早々に復職したいという焦る気持ちがあることを受け止める。
④ 同僚に取り残される不安については、これを否定して安心させる。
⑤ 主治医に職場復帰可能とする診断書を作成してもらうよう助言する。

解説

職場への復帰を支えることは、公認心理師にとって重要な役割であり、主治医の指示のもと支援を遂行することが求められる。また、職場では産業医を含む産業保健スタッフと連携した支援を担い、労働者の状態に応じた柔軟な職場復帰支援プランの作成と支援を行う。

35歳の男性Aとの面談で聴取した内容をみると、抑うつ感は改善したものの、不眠や昼間の眠気などの症状は残存しており、職場復帰支援を行う前段階であることが推察される。こうしたなか、①のように職場復帰を勧めることは適切でない。また、職場の

制度利用については、医療機関で促すことがないとはいい切れないが、職場の産業保健スタッフ（公認心理師を含む）がその紹介や運用を担う必要があるだろう。

　一方、Ａの焦りや早期に職場復帰を願う気持ちは十分理解でき、この焦りは「まだ調子は悪いが、少し良くなってきたから復帰しよう」という願いにつながっているといえる。ここでは、Ａの焦りや不安を十分に取り上げ、共感することが必要不可欠である。このことから、④は適切でない。

　また、⑤のように、診断書の内容について助言することは不適切である。労働者の休職時、職場復帰の判断は主治医によって行われ、職場復帰可能と判断された場合、診断書を職場に提示し、職場復帰に至ることが多い。一方で、日常生活とは異なる多様な刺激が存在する職場において、当該労働者の就労が可能か否かは、職場の産業医などによって判断される。ここでは、主治医により職場復帰可能と判断された場合であっても、職場では職場復帰が先送りと判断されることもある。

　病院など医療機関で支援を担当する公認心理師は、患者との面接のなかで患者の状況（特性「性格や知的側面など」や状態像「気分や感情、症状など」、患者を取り巻く環境など）に関する情報を十分に聴取し、アセスメントしたうえで、主治医や他職種と協働し、患者の支援にあたることが求められる。これは、職場復帰を願う労働者を対象とした支援においても同様であり、その労働者の状況を正確に把握したうえで、それを本人に十分に伝える必要もあるだろう。特にＡのような焦りや不安を抱えている場合、病識があったとしてもそれを超えてまで職場復帰を求めることも多い。ここでは、焦りや不安を受け止め、支えながら苦しい状態であることを本人に十分説明し理解を促すことも必要である。このことから、②③が適切であるといえる。

① ✕、② ◯、③ ◯、④ ✕、⑤ ✕

正答　②、③

公認心理師試験出題基準（平成 31 年版）

※大項目に示した問題番号は、第 2 回 公認心理師試験を本書の見解において出題基準（平成 31 年版）に対応させたものです。

大項目	中項目	小項目 （キーワードの例）
1　公認心理師としての職責の自覚 問1, 2, 17, 29, 35, 39, 49, 50, 58, 59, 105, 107, 120, 126	（1）公認心理師の役割	・公認心理師法 ・公認心理師の定義
	（2）公認心理師の法的義務及び倫理	・信用失墜行為の禁止，秘密保持義務，関係者等との連携等，資質向上の責務 ・倫理的ジレンマ ・多重関係
	（3）心理に関する支援を要する者（以下「要支援者」という.）等の安全の確保と要支援者の視点	・リスクアセスメント ・危機介入 ・自殺の予防
	（4）情報の適切な取扱い	・秘密保持義務，個人情報保護法関連 5 法，専門家間の情報共有，業務に関する記録の適切な保管，インフォームド・コンセント，プライバシー保護
	（5）保健医療，福祉，教育その他の分野における公認心理師の具体的な業務	・心理検査 ・心理療法 ・チーム医療 ・虐待への対応 ・カウンセリング
2　問題解決能力と生涯学習 問 121	（1）自己課題発見と解決能力	
	（2）生涯学習への準備	・心理職の成長モデル ・スーパービジョン
3　多職種連携・地域連携 問 51, 65, 76	多職種連携・地域連携の意義及びチームにおける公認心理師の役割	・保健医療，福祉，介護，教育との連携 ・家族との連携 ・自己責任と自分の限界 ・支援に関わる専門職と組織
4　心理学・臨床心理学の全体像 問3, 4, 78	（1）心理学・臨床心理学の成り立ち	・要素主義，ゲシュタルト心理学，精神分析学，行動主義，新行動主義 ・認知心理学，認知神経科学 ・科学者－実践者モデル〈scientist-practitioner model〉 ・生物心理社会モデル [biopsychosocial model〈BPS〉] ・精神力動アプローチ，認知行動アプローチ，人間性アプローチ ・ナラティブ・アプローチ ・社会構成主義
	（2）人の心の基本的な仕組みとその働き	・感覚，知覚 ・記憶，学習，言語，思考 ・動機づけ，感情，情動 ・個人差 ・社会行動 ・発達
5　心理学における研究 問6, 7, 80, 122	（1）心理学における実証的研究法	・心理学における研究倫理 ・人を対象とする医学系研究に関する倫理指針 ・実験法，調査法，観察法，検査法，面接法 ・実践的研究
	（2）心理学で用いられる統計手法	・分散分析，因子分析，重回帰分析，構造方程式モデリング，多変量解析，メタ分析 ・テスト理論
	（3）統計に関する基礎知識	・尺度水準，度数分布，代表値，散布度，相関係数 ・検定，点推定，区間推定，ノンパラメトリック検定 ・確率分布，標本分布

大項目	中項目	小項目（キーワードの例）
6　心理学に関する実験 問 5, 38, 136	（1）実験計画の立案	・文献研究，リサーチ・クエスチョン，仮説，目的，手続 ・実験参加者 ・刺激，材料，装置
	（2）実験データの収集とデータ処理	・実験法，調査法，観察法，検査法，面接法 ・データ解析
	（3）実験結果の解釈と報告書の作成	・結果，考察 ・引用方法と引用文献
7　知覚及び認知 問 8, 37, 81	（1）人の感覚・知覚の機序及びその障害	・心理物理学 ・明るさと色の知覚，空間（運動，奥行き）の知覚，物体とシーンの知覚 ・音と音声の知覚 ・味覚，嗅覚，触覚 ・体性感覚，自己受容感覚，多感覚統合 ・注意，意識 ・知覚の可塑性
	（2）人の認知・思考の機序及びその障害	・ワーキングメモリ，短期記憶，長期記憶 ・推論（演繹的推論，帰納的推論） ・思考，問題解決 ・意思決定 ・脳機能計測技術 ・記憶障害
8　学習及び言語 問 9, 82, 108	（1）人の行動が変化する過程	・初期学習（刻印づけ，臨界期，生得的解発機構） ・古典的条件づけ，オペラント条件づけ ・恐怖条件づけ，嫌悪条件づけ ・馴化，脱馴化 ・般化，弁別，転移 ・逃避学習，回避学習 ・試行錯誤，洞察学習，潜在学習，社会的学習（観察，モデリング） ・学習の生物学的基礎
	（2）言語の習得における機序	・意味論，語用論，統語論，音韻論，形態論 ・認知言語学，社会言語学 ・ナラティブ，談話 ・文法獲得（普遍文法，生成文法，言語獲得装置，言語獲得支援システム） ・語彙獲得（共同注意，認知的制約） ・言語獲得過程（クーイング，喃語，一語期，二語期，多語期） ・失語症（Wernicke 失語，Broca 失語） ・ディスレクシア（読字障害）
9　感情及び人格 問 10, 11, 28, 79	（1）感情に関する理論と感情喚起の機序	・感情に関する神経科学（扁桃体，視床下部，島皮質，前頭前野腹内側部，低次回路，高次回路） ・認知評価理論，構成主義理論，次元論，基本感情論 ・感情の進化 ・感情の機能 ・感情，情動，気分 ・個別の感情
	（2）感情が行動に及ぼす影響	・感情と表出行動，感情と認知 ・感情と社会・文化 ・感情の発達，感情の個人差（感情特性） ・感情と心身の健康 ・感情の制御 ・感情と動機づけ ・感情と情報処理
	（3）人格の概念及び形成過程	・人格，パーソナリティ，性格，気質 ・状況論，相互作用論，社会的認知理論 ・一貫性論争（人間－状況論争） ・人格の形成過程（連続性と変化，遺伝要因，環境要因）
	（4）人格の類型，特性	・類型論，特性論 ・5因子モデル ・語彙アプローチ，ナラティブ・アプローチ，人間心理学的アプローチ ・検査，個人差，アセスメント，測定 ・パーソナリティ障害

大項目	中項目	小項目（キーワードの例）
10 脳・神経の働き 問12, 83, 84	(1)脳神経系の構造と機能	・中枢神経（ニューロン，グリア，シナプス，脳脊髄液），末梢神経 ・機能局在（大脳皮質，辺縁系，視床，視床下部） ・自律神経（交感神経，副交感神経） ・睡眠，摂食行動，性行動，サーカディアンリズム，情動行動 ・神経伝達物質（受容体，グルタミン酸，GABA，アセチルコリン，ノルアドレナリン，ドパミン，セロトニン，オピオイド類）
	(2)記憶，感情等の生理学的反応の機序	・意識，知覚，記憶，感情 ・体温，皮膚電位図，筋電図，心電図 ・脳波，事象関連電位 ・局所脳血流変化
	(3)高次脳機能の障害と必要な支援	・失語，失行，失認 ・記憶障害，遂行機能障害，注意障害，社会的行動障害 ・高次脳機能障害の原因 ・リハビリテーション，生活訓練，就労移行支援
11 社会及び集団に関する心理学 問13, 51, 59, 110, 114, 127, 137, 150	(1)対人関係並びに集団における人の意識及び行動についての心の過程	・個人内過程，集団過程 ・コミュニケーション，社会的スキル，対人ストレス ・親密な対人関係 ・社会的影響 ・集団内過程，集団間過程 ・社会的ジレンマ，社会的アイデンティティ，社会的ネットワーク ・ソーシャルネットワーク，ソーシャル・サポート ・集合現象 ・集団，組織
	(2)人の態度及び行動	・社会的自己，自己過程，態度，帰属 ・社会的感情，社会的動機 ・社会的認知，対人認知，印象形成，社会的推論 ・対人行動，対人的相互作用
	(3)家族，集団及び文化が個人に及ぼす影響	・結婚，夫婦関係，家族関係 ・育児，養育信念，家族の情動的風土 ・不適切な養育（虐待など） ・家庭内暴力，夫婦間暴力〈DV，IPV〉 ・家族システム論 ・家族療法 ・生態学的システム論 ・個人主義，集団主義，文化的自己観 ・異文化適応，異文化間葛藤

大項目	中項目	小項目（キーワードの例）
12　発達 問 14, 15, 19, 51, 56, 61, 67, 85, 86, 91, 93, 109, 128	（1）認知機能の発達及び感情・社会性の発達	・Piaget の発達理論，Vygotsky の発達理論 ・知能指数 [intelligence quotient〈IQ〉]，知能の構造（多重知能） ・心の理論，メンタライゼーション ・共感性，向社会的行動，協調性 ・感情制御，自己制御 ・道徳性，規範意識 ・実行機能 ・素朴理論 ・感情知性
	（2）自己と他者の関係の在り方と心理的発達	・アタッチメント ・気質と環境 ・相互規定的作用モデル〈transactional model〉 ・社会化と個性化 ・仲間関係，友人関係，異性関係 ・自己概念，自己意識，自我同一性 ・内的作業モデル ・ジェンダーとセクシャリティ（性的指向，性自認）
	（3）生涯における発達と各発達段階での特徴	・生涯発達の遺伝的基盤（遺伝，環境の相互作用，行動遺伝学，進化発達心理学，エピジェネティクス） ・ライフサイクル論 ・胎児期，乳児期，幼児期，児童期，青年期，成人期，中年期，老年期，DOHaD〈Developmental Origins of Health and Disease〉仮説 ・恋愛，結婚，家族形成 ・職業意識とライフコース選択 ・親としての発達 ・中年期危機 ・生成継承性〈generativity〉
	（4）非定型発達	・神経発達症群／神経発達障害群 ・自閉スペクトラム症／自閉症スペクトラム障害〈ASD〉 ・注意欠如多動症／注意欠如多動性障害〈AD/HD〉 ・限局性学習症／限局性学習障害〈SLD〉 ・発達性協調運動症／発達性協調運動障害 ・Asperger 症候群 ・知的能力障害 ・アタッチメント障害 ・早産，低出生体重児 ・成長障害〈FTT〉（器質性，非器質性） ・非定型発達に対する介入及び支援
	（5）高齢者の心理社会的課題と必要な支援	・平均寿命，健康寿命，加齢のメカニズム ・加齢による心身機能の変化 ・社会的離脱，活動持続，補償を伴う選択的最適化 ・喪失と悲嘆，独居・孤独，社会的サポート（ソーシャルコンボイ） ・認知症，日常生活動作〈ADL〉，介護，被介護 ・生活の質 [quality of life〈QOL〉]，ウェルビーイング，エイジングパラドクス ・サクセスフルエイジング（高齢者就労，社会的参加）
13　障害者（児）の心理学 問 129, 132	（1）身体障害，知的障害及び精神障害	・国際障害分類〈ICIDH〉，国際生活機能分類〈ICF〉 ・精神疾患の診断分類・診断基準〈ICD-10，DSM-5〉 ・アセスメント ・発達障害 ・障害者の日常生活及び社会生活を総合的に支援するための法律〈障害者総合支援法〉，発達障害者支援法，精神保健及び精神障害者福祉に関する法律〈精神保健福祉法〉
	（2）障害者（児）の心理社会的課題と必要な支援	・合理的配慮 ・リハビリテーション ・療育，特別支援教育 ・就労支援，ソーシャルスキルトレーニング〈SST〉 ・応用行動分析，認知行動療法，TEACCH ・ペアレントトレーニング

大項目	中項目	小項目（キーワードの例）
14 心理状態の観察及び結果の分析 問 16, 23, 45, 60, 73, 87, 88, 123, 125, 130, 139, 140	（1）心理的アセスメントに有用な情報（生育歴や家族の状況等）とその把握の手法等	・テストバッテリー，アセスメント ・ケース・フォーミュレーション ・機能分析 ・インフォームド・コンセント ・診断的評価，精神疾患の診断分類・診断基準〈ICD-10，DSM-5〉 ・半構造化面接 ・インテーク面接 ・司法面接 ・生物心理社会モデル [biopsychosocial model〈BPS〉]
	（2）関与しながらの観察	
	（3）心理検査の種類，成り立ち，特徴，意義及び限界	・自然観察法，実験観察法 ・質問紙法，投影法，描画法，作業検査法 ・知能検査 ・発達検査
	（4）心理検査の適応，実施及び結果の解釈	・実施上の留意点
	（5）生育歴等の情報，行動観察，心理検査の結果等の統合と包括的な解釈	
	（6）適切な記録，報告，振り返り等	
15 心理に関する支援（相談，助言，指導その他の援助） 問 18, 48, 51, 63, 95, 111, 112, 141	（1）代表的な心理療法並びにカウンセリングの歴史，概念，意義及び適応	・心理療法 ・精神力動論，認知行動理論，人間性アプローチ，集団療法
	（2）訪問による支援や地域支援の意義	・アウトリーチ（多職種による訪問支援） ・緩和ケア，終末期ケア（グリーフケアを含む.） ・自殺の予防 ・災害時における支援 ・地域包括ケアシステム ・コミュニティ・アプローチ，コンサルテーション
	（3）要支援者の特性や状況に応じた支援方法の選択，調整	・援助要請 ・カウンセリング，逆転移，転移 ・エビデンスベイスト・アプローチ ・生物心理社会モデル [biopsychosocial model〈BPS〉] ・エンパワメント ・ナラティブ・アプローチ，ストレングス
	（4）良好な人間関係構築のためのコミュニケーション	・共感的理解，傾聴，作業同盟
	（5）心理療法及びカウンセリングの適用の限界	・効果研究，メタ分析 ・動機づけ面接 ・逆転移 ・負の相補性〈negative-complementarity〉
	（6）要支援者等のプライバシーへの配慮	・個人情報の保護に関する法律〈個人情報保護法〉，個人の尊厳と自己決定の尊重，インフォームド・コンセント
16 健康・医療に関する心理学 問 51, 64, 65, 66, 71, 90, 101, 105, 119, 131, 142	（1）ストレスと心身の疾病との関係	・生活習慣と心の健康（生活習慣病，ストレス反応），ライフサイクルと心の健康 ・ストレス症状（うつ症状，依存，燃え尽き症候群〈バーンアウト〉を含む.） ・心身症（タイプA型行動パターン，アレキシサイミア〈失感情症〉を含む.） ・予防の考え方（Caplan モデル）
	（2）医療現場における心理社会的課題と必要な支援	・精神疾患 ・遺伝性疾患，遺伝カウンセリング ・がん，後天性免疫不全症候群〈AIDS〉，難病 ・チーム医療と多職種連携，リエゾン精神医学〈精神科コンサルテーション〉 ・生活の質 [quality of life〈QOL〉]

大項目	中項目	小項目（キーワードの例）
16　健康・医療に関する心理学（続き）	（3）保健活動における心理的支援	・発達相談 ・うつ，自殺対策，職場復帰支援 ・依存症（薬物，アルコール，ギャンブル等） ・認知症高齢者 ・ひきこもり
	（4）災害時等の心理的支援	・心理的応急処置〈サイコロジカル・ファーストエイド〉 ・心のケアチーム，災害派遣精神医療チーム〈DPAT〉 ・支援者のケア
17　福祉に関する心理学 問20，21，36，42，52，59，71，72，89，97，101，144，153	（1）福祉現場において生じる問題とその背景	・少子高齢化，貧困 ・知的障害，身体障害，精神障害 ・要保護児童，養育困難 ・身体的虐待，性的虐待，ネグレクト，心理的虐待 ・夫婦間暴力〈DV，IPV〉 ・認知症，高齢者虐待
	（2）福祉現場における心理社会的課題と必要な支援方法	・愛着形成の阻害，誤学習，衝動制御困難，感情調節困難 ・心的外傷後ストレス障害〈PTSD〉，解離，喪失，二次障害 ・子育て支援，環境調整，虐待への対応，社会的養護，里親，養子縁組 ・障害受容，障害者支援，合理的配慮，共生社会，ノーマライゼーション ・統合的心理療法，心理教育 ・専門職・行政・団体等の役割と連携
	（3）虐待，認知症に関する必要な支援	・アウトリーチ（多職種による訪問支援） ・包括的アセスメント，リスクアセスメント ・親子関係調整，家族支援，家族再統合，回想法，生活の中の治療 ・改訂版長谷川式簡易知能評価スケール〈HDS-R〉 ・ミニメンタルステート検査〈MMSE〉
18　教育に関する心理学 問24，25，26，27，44，68，73，75，82，94，96，102，105，118，145，146，149	（1）教育現場において生じる問題とその背景	・内発的動機づけ，外発的動機づけ ・自己効力感 ・原因帰属 ・適性処遇交互作用 ・学習性無力感 ・不登校，いじめ，非行 ・教師―生徒関係 ・プログラム学習 ・発見学習
	（2）教育現場における心理社会的課題と必要な支援	・学習障害〈LD〉 ・スクールカウンセリング ・教育関係者へのコンサルテーション，学校におけるアセスメント ・チーム学校 ・学生相談 ・教育評価
19　司法・犯罪に関する心理学 問98	（1）犯罪，非行，犯罪被害及び家事事件に関する基本的事項	・少年非行 ・裁判員裁判 ・医療観察制度 ・犯罪被害者支援 ・面会交流
	（2）司法・犯罪分野における問題に対して必要な心理的支援	・非行・犯罪の理論 ・非行・犯罪のアセスメント ・施設内処遇と社会内処遇 ・反抗挑戦性障害，素行障害，反社会性パーソナリティ障害 ・被害者の視点を取り入れた教育 ・動機づけ面接法 ・司法面接

大項目	中項目	小項目（キーワードの例）
20 産業・組織に関する心理学 問 74，99，148，154	（1）職場における問題に対して必要な心理的支援	・過労死，ハラスメント，労働災害 ・リワーク，障害者の就労支援，キャリアコンサルティング，ストレスチェック制度 ・ダイバーシティ，ワークライフバランス，両立支援（仕事と家庭，治療と仕事），ワーク・エンゲイジメント
	（2）組織における人の行動	・リーダーシップ ・安全文化 ・動機づけ理論 ・組織風土と文化
21 人体の構造と機能及び疾病 問 41，51，53，62，115，138	（1）心身機能，身体構造及びさまざまな疾病と障害	・解剖学，生理学 ・加齢（身体，心理，精神機能の変化） ・主要な症候（めまい，倦怠感，呼吸困難等）
	（2）心理的支援が必要な主な疾病	・がん，難病 ・遺伝性疾患 ・後天性免疫不全症候群〈AIDS〉 ・脳血管疾患 ・脳卒中後遺症，循環器疾患，内分泌代謝疾患 ・依存症（薬物，アルコール，ギャンブル等） ・移植医療，再生医療 ・サイコオンコロジー〈精神腫瘍学〉 ・緩和ケア，終末期ケア（グリーフケアを含む.）
22 精神疾患とその治療 問 22，30，31，47，57，69，70，77，92，100，116，124，133，152	（1）代表的な精神疾患の成因，症状，診断法，治療法，経過，本人や家族への支援	・主な症状と状態像（抑うつ，不安，恐怖，幻覚，妄想等） ・精神疾患の診断分類・診断基準〈ICD-10，DSM-5〉 ・症状を含む器質性精神障害（F0，ICD-10 のコード番号，本中項目において以下同じ） ・精神作用物質使用による精神及び行動の障害（F1） ・統合失調症，統合失調型障害及び妄想性障害（F2） ・気分（感情）障害（F3） ・神経症性障害，ストレス関連障害及び身体表現性障害（F4） ・生理的障害及び身体的要因に関連した行動症候群（F5） ・成人のパーソナリティ及び行動の障害（F6） ・精神遅滞［知的障害］（F7） ・心理的発達の障害（F8） ・小児期及び青年期に通常発症する行動並びに情緒の障害特定不能の精神障害（F9） ・行動観察，評定尺度 ・知能検査，神経心理学的検査，脳波検査，神経画像検査，発達検査，認知機能検査 ・薬物療法，作業療法，心理療法 ・地域移行，自助グループ ・アドヒアランス
	（2）向精神薬をはじめとする薬剤による心身の変化	・薬理作用 ・薬物動態 ・有害事象，副作用（錐体外路症状，抗コリン作用，依存耐性，賦活症候群等） ・向精神薬（抗うつ薬，抗不安薬，睡眠薬，抗精神病薬，気分安定薬，抗認知症薬，精神刺激薬等） ・薬剤性精神障害
	（3）医療機関への紹介	・精神科等医療機関へ紹介すべき症状

大項目	中項目	小項目 (キーワードの例)
23　公認心理師に関係する制度 問 32, 33, 40, 43, 46, 55, 59, 65, 103, 104, 113, 117, 134, 135, 143, 147, 151	（1）保健医療分野に関する法律，制度	・医療法，医療計画制度 ・高齢者の医療の確保に関する法律 ・精神保健及び精神障害者福祉に関する法律〈精神保健福祉法〉 ・自殺対策基本法 ・健康増進法 ・地域保健法，母子保健法 ・民法（説明義務，注意義務，過失） ・医療保険制度，介護保険制度 ・医療の質，医療事故防止，院内感染対策
	（2）福祉分野に関する法律，制度	・児童福祉法 ・老人福祉法 ・児童虐待の防止等に関する法律〈児童虐待防止法〉 ・障害者の日常生活及び社会生活を総合的に支援するための法律〈障害者総合支援法〉，障害福祉計画 ・発達障害者支援法 ・障害を理由とする差別の解消の推進に関する法律〈障害者差別解消法〉 ・障害者虐待の防止，障害者の養護者に対する支援等に関する法律〈障害者虐待防止法〉 ・障害者基本法 ・高齢者虐待の防止，高齢者の養護者に対する支援等に関する法律〈高齢者虐待防止法〉 ・配偶者からの暴力の防止及び被害者の保護に関する法律〈DV 防止法〉 ・生活保護法 ・生活困窮者自立支援法 ・配偶者暴力相談センター，児童相談所，福祉事務所
	（3）教育分野に関する法律，制度	・教育基本法，学校教育法 ・学校保健安全法 ・いじめ防止対策推進法 ・教育相談所，教育支援センター ・特別支援教育，通級
	（4）司法・犯罪分野に関する法律，制度	・刑法，少年法 ・心神喪失等の状態で重大な他害行為を行った者の医療及び観察等に関する法律〈医療観察法〉 ・犯罪被害者等基本法 ・保護観察制度 ・裁判員裁判 ・国際的な子の奪取の民事上の側面に関する条約〈ハーグ条約〉 ・家庭裁判所，保護観察所，少年鑑別所，少年院，児童自立支援施設 ・更生保護施設，地域生活定着支援センター，自立援助ホーム，自立更生促進センター
	（5）産業・労働分野に関する法律，制度	・労働基準法，労働安全衛生法，労働契約法 ・障害者の雇用の促進等に関する法律〈障害者雇用促進法〉 ・雇用の分野における男女の均等な機会及び待遇の確保等に関する法律〈男女雇用機会均等法〉 ・労働者派遣事業の適正な運営の確保及び派遣労働者の保護等に関する法律〈労働者派遣法〉 ・心の健康の保持増進のための指針 ・職場のメンタルヘルス
24　その他（心の健康教育に関する事項等） 問 34, 54, 106	（1）具体的な体験，支援活動の専門知識及び技術への概念化，理論化，体系化	
	（2）実習を通じた要支援者等の情報収集，課題抽出及び整理	
	（3）心の健康に関する知識普及を図るための教育，情報の提供	・健康日本 21，こころの健康対策［うつ病，薬物依存症，心的外傷後ストレス障害〈PTSD〉] ・自殺の予防 ・心理教育 ・支援者のメンタルヘルス

公認心理師試験出題基準（令和元年版）

大項目	中項目	小項目（キーワードの例）
1　公認心理師としての職責の自覚	（1）公認心理師の役割	・公認心理師法 ・公認心理師の定義
	（2）公認心理師の法的義務及び倫理	・信用失墜行為の禁止，秘密保持義務， 　関係者等との連携等，資質向上の責務 ・倫理的ジレンマ ・多重関係
	（3）心理に関する支援を要する者（以下「要支援者」という．）等の安全の確保と要支援者の視点	・リスクアセスメント ・危機介入 ・自殺の予防
	（4）情報の適切な取扱い	・秘密保持義務，個人情報保護法関連5法， 　専門家間の情報共有，業務に関する記録の適切な保管， 　インフォームド・コンセント，プライバシー保護
	（5）保健医療，福祉，教育その他の分野における公認心理師の具体的な業務	・心理検査 ・心理療法 ・チーム医療 ・虐待への対応 ・カウンセリング
2　問題解決能力と生涯学習	（1）自己課題発見と解決能力	
	（2）生涯学習への準備	・心理職の成長モデル ・スーパービジョン
3　多職種連携・地域連携	多職種連携・地域連携の意義及びチームにおける公認心理師の役割	・保健医療，福祉，教育，司法・犯罪，産業・労働との連携 ・家族との連携 ・自己責任と自分の限界 ・支援に関わる専門職と組織
4　心理学・臨床心理学の全体像	（1）心理学・臨床心理学の成り立ち	・要素主義，ゲシュタルト心理学，精神分析学，行動主義，新行動主義 ・認知心理学，認知神経科学 ・科学者─実践者モデル〈scientist-practitioner model〉 ・生物心理社会モデル［biopsychosocial model〈BPS〉］ ・精神力動アプローチ，認知行動アプローチ，人間性アプローチ ・ナラティブ・アプローチ ・社会構成主義
	（2）人の心の基本的な仕組みとその働き	・感覚，知覚 ・記憶，学習，言語，思考 ・動機づけ，感情，情動 ・個人差 ・社会行動 ・発達
5　心理学における研究	（1）心理学における実証的研究法	・心理学における研究倫理 ・人を対象とする医学系研究に関する倫理指針 ・実験法，調査法，観察法，検査法，面接法 ・実践的研究
	（2）心理学で用いられる統計手法	・分散分析，因子分析，重回帰分析，多変量解析，構造方程式モデリング ・テスト理論，メタ分析
	（3）統計に関する基礎知識	・尺度水準，度数分布，代表値，散布度，相関係数 ・仮説検定，点推定，区間推定，ノンパラメトリック検定 ・確率と確率分布，標本分布

大項目	中項目	小項目（キーワードの例）
6 心理学に関する実験	（1）実験計画の立案	・文献研究，リサーチ・クエスチョン，仮説，目的，手続 ・実験参加者 ・刺激，材料，装置
	（2）実験データの収集とデータ処理	・実験法，調査法，観察法，検査法，面接法 ・データ解析
	（3）実験結果の解釈と報告書の作成	・結果，考察 ・引用方法と引用文献
7 知覚及び認知	（1）人の感覚・知覚の機序及びその障害	・心理物理学 ・明るさと色の知覚，空間（運動，奥行き）の知覚，物体とシーンの知覚 ・音と音声の知覚 ・味覚，嗅覚，触覚 ・体性感覚，自己受容感覚，多感覚統合 ・注意，意識 ・知覚の可塑性 ・脳機能計測技術
	（2）人の認知・思考の機序及びその障害	・ワーキングメモリ，短期記憶，長期記憶 ・推論（演繹的推論，帰納的推論） ・思考，問題解決 ・意思決定 ・潜在記憶，プライミング ・記憶障害
8 学習及び言語	（1）人の行動が変化する過程	・初期学習（刻印づけ，臨界期，生得的解発機構） ・古典的条件づけ，オペラント条件づけ ・恐怖条件づけ，嫌悪条件づけ ・馴化，脱馴化 ・般化，弁別，転移 ・逃避学習，回避学習 ・試行錯誤，洞察学習，潜在学習，社会的学習（観察，モデリング） ・学習の生物学的基礎
	（2）言語の習得における機序	・意味論，語用論，統語論，音韻論，形態論 ・認知言語学，社会言語学 ・ナラティブ，談話，会話 ・文法獲得（普遍文法，生成文法，言語獲得装置，言語獲得支援システム） ・語彙獲得（共同注意，認知的制約） ・言語獲得過程（クーイング，喃語，一語期，二語期，多語期） ・失語症（Wernicke 失語，Broca 失語） ・ディスレクシア（読字障害）
9 感情及び人格	（1）感情に関する理論と感情喚起の機序	・感情に関する神経科学 ・認知的評価理論，構成主義理論，次元論，基本感情論 ・感情の進化 ・感情の機能 ・感情，情動，気分
	（2）感情が行動に及ぼす影響	・感情と表出行動 ・感情と認知 ・感情と社会・文化 ・感情の発達，感情の個人差（感情特性） ・感情と心身の健康 ・感情制御 ・動機づけ ・感情と情報処理
	（3）人格の概念及び形成過程	・人格，パーソナリティ，性格，気質 ・状況論，相互作用論，社会的認知理論 ・一貫性論争（人間―状況論争） ・人格の形成過程（連続性と変化，遺伝要因，環境要因）
	（4）人格の類型，特性	・類型論，特性論 ・5因子モデル ・語彙アプローチ，ナラティブ・アプローチ，人間性心理学的アプローチ ・個人差，測定，検査，アセスメント ・パーソナリティ障害

大項目	中項目	小項目（キーワードの例）
10 脳・神経の働き	（1）脳神経系の構造と機能	・中枢神経（ニューロン，グリア，シナプス，脳脊髄液），末梢神経 ・機能局在（大脳皮質，辺縁系，視床，視床下部） ・自律神経（交感神経，副交感神経） ・睡眠，摂食行動，性行動，サーカディアンリズム，情動行動 ・神経伝達物質（受容体，グルタミン酸，GABA，アセチルコリン，ノルアドレナリン，ドパミン，セロトニン，オピオイド類）
	（2）記憶，感情等の生理学的反応の機序	・意識，知覚，記憶，感情 ・体温，皮膚電位図，筋電図，心電図 ・脳波，事象関連電位 ・局所脳血流変化
	（3）高次脳機能の障害と必要な支援	・失語，失行，失認 ・記憶障害，遂行機能障害，注意障害，社会的行動障害 ・高次脳機能障害の原因 ・リハビリテーション，生活訓練，就労移行支援
11 社会及び集団に関する心理学	（1）対人関係並びに集団における人の意識及び行動についての心の過程	・個人内過程，集団過程 ・コミュニケーション，社会的スキル，対人ストレス ・親密な対人関係 ・社会的影響 ・社会的ジレンマ，社会的アイデンティティ，社会的ネットワーク ・ソーシャル・ネットワーク，ソーシャル・サポート ・集合現象 ・集団，組織
	（2）人の態度及び行動	・社会的自己，自己過程，態度，帰属 ・社会的感情，社会的動機 ・社会的認知，対人認知，印象形成，社会的推論 ・対人行動，対人的相互作用
	（3）家族，集団及び文化が個人に及ぼす影響	・結婚，夫婦関係，家族関係 ・育児，養育信念，家族の情緒的風土 ・不適切な養育 ・家庭内暴力，夫婦間暴力〈DV，IPV〉 ・家族システム論 ・家族療法 ・生態学的システム論 ・個人主義，集団主義，文化的自己観 ・異文化適応，異文化間葛藤
12 発達	（1）認知機能の発達及び感情・社会性の発達	・Piaget の発達理論，Vygotsky の発達理論 ・知能指数，知能の構造（多重知能） ・心の理論，メンタライゼーション ・共感性，向社会的行動，協調性 ・感情制御，自己制御 ・道徳性，規範意識 ・実行機能 ・素朴理論 ・感情知性
	（2）自己と他者の関係の在り方と心理的発達	・アタッチメント，内的作業モデル ・気質と環境 ・相互規定的作用モデル〈transactional model〉 ・社会化と個性化 ・仲間関係，友人関係，異性関係 ・自己概念，自己意識，自我同一性 ・ジェンダーとセクシャリティ（性的指向，性自認）
	（3）生涯における発達と各発達段階での特徴	・生涯発達の遺伝的基盤 ・ライフサイクル論 ・胎児期，乳児期，幼児期，児童期，青年期，成人期，中年期，老年期 ・恋愛，結婚，家族形成 ・職業意識とライフコース選択 ・親としての発達 ・中年期危機 ・生成継承性〈generativity〉

大項目	中項目	小項目（キーワードの例）
12　発達（続き）	（4）非定型発達	・神経発達症群／神経発達障害群 ・自閉スペクトラム症／自閉症スペクトラム障害〈ASD〉 ・注意欠如多動症／注意欠如多動性障害〈AD/HD〉 ・限局性学習症／限局性学習障害〈SLD〉 ・発達性協調運動症／発達性協調運動障害 ・Asperger 症候群 ・知的能力障害 ・アタッチメント障害 ・早産，低出生体重児 ・成長障害〈FTT〉（器質性，非器質性） ・非定型発達に対する介入及び支援
	（5）高齢者の心理社会的課題と必要な支援	・平均寿命，健康寿命，加齢のメカニズム ・加齢による心身機能の変化 ・社会的離脱，活動持続，補償を伴う選択的最適化 ・喪失と悲嘆，独居・孤独，社会的サポート（ソーシャルコンボイ） ・認知症，日常生活動作〈ADL〉，介護，被介護 ・生活の質［quality of life〈QOL〉］，ウェルビーイング，エイジングパラドクス ・サクセスフルエイジング（高齢者就労，社会的参加）
13　障害者（児）の心理学	（1）身体障害，知的障害及び精神障害	・国際障害分類〈ICIDH〉，国際生活機能分類〈ICF〉 ・精神疾患の診断分類・診断基準〈ICD-10，DSM-5〉 ・アセスメント ・発達障害 ・障害者の日常生活及び社会生活を総合的に支援するための法律〈障害者総合支援法〉，発達障害者支援法，精神保健及び精神障害者福祉に関する法律〈精神保健福祉法〉
	（2）障害者（児）の心理社会的課題と必要な支援	・合理的配慮 ・リハビリテーション ・療育，特別支援教育 ・就労支援，ソーシャルスキルトレーニング〈SST〉 ・応用行動分析，認知行動療法，TEACCH ・ペアレント・トレーニング
14　心理状態の観察及び結果の分析	（1）心理的アセスメントに有用な情報（生育歴や家族の状況等）とその把握の手法等	・テストバッテリー，アセスメント ・ケース・フォーミュレーション ・機能分析 ・インフォームド・コンセント ・診断的評価，精神疾患の診断分類・診断基準〈ICD-10，DSM-5〉 ・半構造化面接 ・インテーク面接，査定面接 ・司法面接 ・生物心理社会モデル［biopsychosocial model〈BPS〉］
	（2）関与しながらの観察	
	（3）心理検査の種類，成り立ち，特徴，意義及び限界	・自然観察法，実験観察法 ・質問紙法，投影法，描画法，作業検査法，神経心理学的検査 ・知能検査 ・発達検査
	（4）心理検査の適応，実施及び結果の解釈	・実施上の留意点
	（5）生育歴等の情報，行動観察，心理検査の結果等の統合と包括的な解釈	
	（6）適切な記録，報告，振り返り等	

大項目	中項目	小項目（キーワードの例）
15 心理に関する支援（相談，助言，指導その他の援助）	（1）代表的な心理療法並びにカウンセリングの歴史，概念，意義及び適応	・心理療法 ・精神力動理論，認知行動理論，人間性アプローチ，集団療法
	（2）訪問による支援や地域支援の意義	・アウトリーチ（多職種による訪問支援） ・緩和ケア，終末期ケア（グリーフケアを含む.） ・自殺の予防 ・災害時における支援 ・地域包括ケアシステム ・コミュニティ・アプローチ，コンサルテーション
	（3）要支援者の特性や状況に応じた支援方法の選択，調整	・援助要請 ・カウンセリング，転移，逆転移 ・エビデンスベイスト・アプローチ ・生物心理社会モデル［biopsychosocial model〈BPS〉］ ・エンパワメント ・ナラティブ・アプローチ，ストレングス
	（4）良好な人間関係構築のためのコミュニケーション	・共感的理解，傾聴，作業同盟
	（5）心理療法及びカウンセリングの適用の限界	・効果研究，メタ分析 ・動機づけ面接 ・負の相補性〈negative-complementarity〉
	（6）要支援者等のプライバシーへの配慮	・個人情報の保護に関する法律〈個人情報保護法〉，個人の尊厳と自己決定の尊重，インフォームド・コンセント
16 健康・医療に関する心理学	（1）ストレスと心身の疾病との関係	・生活習慣と心の健康（生活習慣病，ストレス反応），ライフサイクルと心の健康 ・ストレス症状（うつ症状，依存，燃え尽き症候群〈バーンアウト〉を含む.） ・心身症（タイプ A 型行動パターン，アレキシサイミア〈失感情症〉を含む.） ・予防の考え方（Caplan モデル）
	（2）医療現場における心理社会的課題と必要な支援	・精神疾患 ・遺伝性疾患，遺伝カウンセリング ・がん，後天性免疫不全症候群〈AIDS〉，難病 ・チーム医療と多職種連携，リエゾン精神医学〈精神科コンサルテーション〉 ・生活の質［quality of life〈QOL〉］
	（3）保健活動における心理的支援	・発達相談 ・うつ，自殺対策，職場復帰支援 ・依存症（薬物，アルコール，ギャンブル等） ・認知症高齢者 ・ひきこもり
	（4）災害時等の心理的支援	・心理的応急処置〈サイコロジカル・ファーストエイド〉 ・心のケアチーム，災害派遣精神医療チーム〈DPAT〉 ・支援者のケア
17 福祉に関する心理学	（1）福祉現場において生じる問題とその背景	・少子高齢化，貧困 ・知的障害，身体障害，精神障害 ・要保護児童，養育困難 ・身体的虐待，性的虐待，ネグレクト，心理的虐待 ・夫婦間暴力〈DV，IPV〉 ・認知症，高齢者虐待
	（2）福祉現場における心理社会的課題と必要な支援方法	・愛着形成の阻害，誤学習，衝動制御困難，感情調節困難 ・心的外傷後ストレス障害〈PTSD〉，解離，喪失，二次障害 ・子育て支援，環境調整，虐待への対応，社会的養護，里親，養子縁組 ・障害受容，障害者支援，合理的配慮，共生社会，ノーマライゼーション ・統合的心理療法，心理教育 ・専門職・行政・団体等の役割と連携
	（3）虐待，認知症に関する必要な支援	・アウトリーチ（多職種による訪問支援） ・包括的アセスメント，リスクアセスメント ・親子関係調整，家族支援，家族再統合，回想法，生活の中の治療 ・改訂版長谷川式簡易知能評価スケール〈HDS-R〉 ・ミニメンタルステート検査〈MMSE〉

大項目	中項目	小項目（キーワードの例）
18 教育に関する心理学	（1）教育現場において生じる問題とその背景	・内発的動機づけ，外発的動機づけ ・自己効力感 ・原因帰属 ・適性処遇交互作用 ・学力 ・学習性無力感 ・不登校，いじめ，非行 ・教師－生徒関係 ・学習方略 ・進路指導，キャリアガイダンス
	（2）教育現場における心理社会的課題と必要な支援	・学習障害〈LD〉 ・スクールカウンセリング ・教育関係者へのコンサルテーション，学校におけるアセスメント ・チーム学校 ・学生相談 ・教育評価
19 司法・犯罪に関する心理学	（1）犯罪，非行，犯罪被害及び家事事件に関する基本的事項	・少年非行 ・裁判員裁判 ・医療観察制度 ・犯罪被害者支援 ・面会交流
	（2）司法・犯罪分野における問題に対して必要な心理的支援	・非行・犯罪の理論 ・非行・犯罪のアセスメント ・施設内処遇と社会内処遇 ・反抗挑戦性障害，素行障害，反社会性パーソナリティ障害 ・被害者の視点を取り入れた教育 ・動機づけ面接法 ・司法面接
20 産業・組織に関する心理学	（1）職場における問題に対して必要な心理的支援	・過労死・過労自殺，ハラスメント，労働災害 ・職場復帰支援，障害者の就労支援，キャリアコンサルティング ・ダイバーシティ，ワーク・ライフ・バランス， 　両立支援（仕事と家庭，治療と仕事），ワーク・エンゲイジメント ・労務管理でのコンサルテーション ・職場のメンタルヘルス対策
	（2）組織における人の行動	・リーダーシップ ・安全文化 ・動機づけ理論 ・組織風土と文化
21 人体の構造と機能及び疾病	（1）心身機能，身体構造及びさまざまな疾病と障害	・解剖学，生理学 ・加齢（身体，心理，精神機能の変化） ・主要な症候（めまい，倦怠感，呼吸困難等）
	（2）心理的支援が必要な主な疾病	・がん，難病 ・遺伝性疾患 ・後天性免疫不全症候群〈AIDS〉 ・脳血管疾患 ・脳卒中後遺症，循環器疾患，内分泌代謝疾患 ・依存症（薬物，アルコール，ギャンブル等） ・移植医療，再生医療 ・サイコオンコロジー〈精神腫瘍学〉 ・緩和ケア，終末期ケア（グリーフケアを含む.）

大項目	中項目	小項目（キーワードの例）
22 精神疾患とその治療	（1）代表的な精神疾患の成因，症状，診断法，治療法，経過，本人や家族への支援	・主な症状と状態像（抑うつ，不安，恐怖，幻覚，妄想等） ・精神疾患の診断分類・診断基準〈ICD-10，DSM-5〉 ・症状性を含む器質性精神障害 　（F0，ICD-10 のコード番号，本中項目において以下同じ） ・精神作用物質使用による精神及び行動の障害（F1） ・統合失調症，統合失調型障害及び妄想性障害（F2） ・気分（感情）障害（F3） ・神経症性障害，ストレス関連障害及び身体表現性障害（F4） ・生理的障害及び身体的要因に関連した行動症候群（F5） ・成人のパーソナリティ及び行動の障害（F6） ・精神遅滞［知的障害］（F7） ・心理的発達の障害（F8） ・小児期及び青年期に通常発症する行動並びに情緒の障害，特定不能の精神障害（F9） ・行動観察，評定尺度 ・知能検査，神経心理学的検査，脳波検査，神経画像検査，発達検査，認知機能検査 ・薬物療法，作業療法，心理療法 ・地域移行，自助グループ ・アドヒアランス
	（2）向精神薬をはじめとする薬剤による心身の変化	・薬理作用 ・薬物動態 ・有害事象，副作用（錐体外路症状，抗コリン作用，依存耐性，賦活症候群等） ・向精神薬（抗うつ薬，抗不安薬，睡眠薬，抗精神病薬，気分安定薬，抗認知症薬，精神刺激薬等） ・薬剤性精神障害
	（3）医療機関への紹介	・精神科等医療機関へ紹介すべき症状
23 公認心理師に関係する制度	（1）保健医療分野に関する法律，制度	・医療法，医療計画制度 ・高齢者の医療の確保に関する法律 ・精神保健及び精神障害者福祉に関する法律〈精神保健福祉法〉 ・自殺対策基本法 ・健康増進法 ・地域保健法，母子保健法 ・民法（説明義務，注意義務，過失） ・医療保険制度，介護保険制度 ・医療の質，医療事故防止，院内感染対策
	（2）福祉分野に関する法律，制度	・児童福祉法 ・老人福祉法 ・児童虐待の防止等に関する法律〈児童虐待防止法〉 ・障害者の日常生活及び社会生活を総合的に支援するための法律〈障害者総合支援法〉，障害福祉計画 ・発達障害者支援法 ・障害を理由とする差別の解消の推進に関する法律〈障害者差別解消法〉 ・障害者虐待の防止，障害者の養護者に対する支援等に関する法律〈障害者虐待防止法〉 ・障害者基本法 ・高齢者虐待の防止，高齢者の養護者に対する支援等に関する法律〈高齢者虐待防止法〉 ・配偶者からの暴力の防止及び被害者の保護に関する法律〈DV 防止法〉 ・生活保護法 ・生活困窮者自立支援法 ・配偶者暴力相談センター，児童相談所，福祉事務所，地域包括支援センター
	（3）教育分野に関する法律，制度	・教育基本法，学校教育法 ・学校保健安全法 ・いじめ防止対策推進法 ・教育相談所，教育支援センター ・特別支援教育，通級

大項目	中項目	小項目（キーワードの例)
23 公認心理師に関係する制度（続き)	（4）司法・犯罪分野に関する法律，制度	・刑法，少年法 ・心神喪失等の状態で重大な他害行為を行った者の医療及び観察等に関する法律〈医療観察法〉 ・犯罪被害者等基本法 ・保護観察制度 ・裁判員裁判 ・国際的な子の奪取の民事上の側面に関する条約〈ハーグ条約〉 ・家庭裁判所，保護観察所，少年鑑別所，少年院，児童自立支援施設 ・更生保護施設，地域生活定着支援センター，自立援助ホーム，自立更生促進センター
	（5）産業・労働分野に関する法律，制度	・労働基準法，労働安全衛生法，労働契約法 ・障害者の雇用の促進等に関する法律〈障害者雇用促進法〉 ・雇用の分野における男女の均等な機会及び待遇の確保等に関する法律〈男女雇用機会均等法〉 ・労働者派遣事業の適正な運営の確保及び派遣労働者の保護等に関する法律〈労働者派遣法〉 ・労働者の心の健康の保持増進のための指針 ・心理的負担による精神障害の認定基準 ・ストレスチェック制度
24 その他（心の健康教育に関する事項等)	（1）具体的な体験，支援活動の専門知識及び技術への概念化，理論化，体系化	
	（2）実習を通じた要支援者等の情報収集，課題抽出及び整理	
	（3）心の健康に関する知識普及を図るための教育，情報の提供	・健康日本21，こころの健康対策 [うつ病，薬物依存症，心的外傷後ストレス障害〈PTSD〉] ・自殺の予防 ・心理教育 ・支援者のメンタルヘルス

◆索引

第2回 公認心理師試験問題解説

2020年 3月 5日　　初版　第1刷発行

監　修	福島　哲夫
発行人	影山　博之
編集人	小袋　朋子

発行所　　株式会社 学研メディカル秀潤社
　　　　　〒141-8414　東京都品川区西五反田2-11-8

発売元　　株式会社 学研プラス
　　　　　〒141-8415　東京都品川区西五反田2-11-8

印刷製本　凸版印刷株式会社

この本に関する各種お問い合わせ先
【電話の場合】
● 編集内容については Tel 03-6431-1237（編集部）
● 在庫については Tel 03-6431-1234（営業部）
● 不良品（落丁，乱丁）については Tel 0570-000577
　学研業務センター
　〒354-0045　埼玉県入間郡三芳町上富279-1
● 上記以外のお問い合わせは Tel 03-6431-1002（学研お客様センター）
【文書の場合】
● 〒141-8418　東京都品川区西五反田2-11-8
　　学研お客様センター
　　『第2回 公認心理師試験問題解説』係

　本書に記載されている内容は，出版時の最新情報に基づくとともに，臨床例をもとに正確かつ普遍化すべく，著者，編者，監修者，編集委員ならびに出版社それぞれが最善の努力をしております．しかし，本書の記載内容によりトラブルや損害，不測の事故等が生じた場合，著者，編者，監修者，編集委員ならびに出版社は，その責を負いかねます．
　また，本書に記載されている医薬品や機器等の使用にあたっては，常に最新の各々の添付文書や取り扱い説明書を参照のうえ，適応や使用方法等をご確認ください．
株式会社 学研メディカル秀潤社